Dieta Sirt

Informazioni importanti sulla dieta del gene magro per una rapida perdita di peso, fitness e salute

(Un ingegnoso piano alimentare di 21 giorni per dare il via alla perdita di peso e alla salute)

Pancrazio di Matteo

TABELLA DEI CONTENUTI

Introduzione 1
Terzo Giorno 9
Juice Di Matcha Verde 18
Questioni Frequenti 19
Purè Di Zucca 33
Cavolo Riccio, Cipolla Rossa E Pollo 35
Preparazione 36
Le Fondamenta Della Dieta Sirt 37
Succo Con Curcuma E Arancia 42
Cenni Storici 44
Base E Vantaggi Della Dieta 50
Bocconcini Sirt 61
Gamberi Saltati In Padella Con Noodles Di Grano Saraceno 63
La Nozione Di Dieta 65
Che Cosa È 77
Spezzatino Al Forno Con Ceci E Patate 79
Svantaggi Della Dieta Sirt 83
Alimenti Sirt 104
Tè Verde A Base Di Matcha 112
Il Bilancio Delle Risorse Energetiche 129

Introduzione

Quest'anno, meno dell'1% delle centinaia di milioni di persone che adotteranno le diete più popolari raggiungerà una perdita di peso significativa. Non solo non fanno molto per combattere il rigonfiamento, ma non fanno nulla per fermare l'epidemia di malattie croniche che ha distrutto la società contemporanea. Sebbene possiamo vivere più a lungo, la nostra salute non migliora. Incredibilmente, nell'ultimo decennio la quantità di tempo trascorso in condizioni di salute precarie è raddoppiata, passando dal venti per cento al quaranta per cento. Ciò significa che la nostra salute è insufficiente per quasi 32 anni. Tuttavia, consideriamo le statistiche. In questo momento, una persona su dieci ha il diabete e altri tre stanno per svilupparlo. Due persone su dieci riceveranno un tumore an un certo punto della loro vita. Una delle tre donne di oltre cinquant'anni ha una frattura osteoporotica. Inoltre, nel giro di un paio di minuti per leggere una singola pagina di questo libro, si sviluppa un nuovo caso di Alzheimer e una persona muore di malattie cardiache - tutto questo solo negli Stati Uniti. Per queste ragioni, non ci siamo mai preoccupati di "fare la dieta". Fino a quando non abbiamo scoperto Sirtfood, un metodo innovativo e semplice per perdere peso e ottenere una buona salute.

Cosa si intende per "cibo per i sirt"?

Il "gene magro" viene stimolato dal deficit energetico causato dalla riduzione delle calorie assunte, il che porta a cambiamenti positivi nel corpo. Il corpo entra in una modalità di sopravvivenza che impedisce all'elaborazione normale del grasso, ostacolando i normali processi di crescita. Piuttosto, il corpo si concentra sulla combustione delle sue riserve di grasso e sulla modifica dei geni di pulizia dominanti, che fissano e ringiovaniscono le cellule, fornendo al sistema corporeo un potente antiossidante. Il risultato è una perdita di peso e una maggiore resistenza alle malattie.

Tuttavia, come molti dietisti ben sanno, ci sono costi associati alla riduzione delle calorie. L'appetenza, l'irritazione, l'affaticamento e la perdita del tono muscolare sono tutti risultati di una riduzione a breve termine dell'assunzione di energia. Il metabolismo si blocca quando si limitano le calorie per un lungo periodo di tempo. Questo è il punto di rottura di tutte le diete ipocaloriche, che portano an un aumento di peso. Di conseguenza, il rischio di fallimento a lungo termine è pari al 99% dei dietisti.

Tutto ciò ha portato an una domanda significativa: È possibile utilizzare tutti i vantaggi del Sirt, ma anche i suoi svantaggi, per stimolare il nostro gene magro senza imporre un limite calorico estremo?

Entra nel mondo Sirt, una collezione di prodotti eccezionali che gli esperti hanno appena scoperto. I cibi Sirt sono eccezionalmente ricchi di nutrienti specifici che hanno il potere di generare i stessi geni magri nel nostro corpo quando li mangiamo, come la riduzione delle calorie. Questi geni sono noti come sirtuine. Il resveratrolo, un composto presente nella buccia dell'uva rossa e nel vino rosso, ha aumentato notevolmente la durata della vita del lievito, è stato il punto di partenza di uno studio del 2003. Il resveratrolo ha avuto lo stesso effetto sulla longevità della riduzione calorica, ma senza ridurre l'apporto calorico. Il resveratrolo può prolungare la vita di vermi, mosche, pesci e api mellifere, secondo studi. Inoltre, studi iniziali mostrano che il resveratrolo protegge dagli effetti negativi delle diete ad alto contenuto calorico, grasso e zucchero ad alto contenuto calorico nei topi e negli esseri umani; aiuta an invecchiare in modo sano riducendo la prevalenza di malattie associate all'età e migliorando la forma fisica. In conclusione, è stato dimostrato che ha un rapporto con gli effetti delle calorie.

Il ricco contenuto di resveratrolo del vino rosso è stato riconosciuto come il primo cibo Sirt, spiegando i vantaggi per la salute che derivano dal consumarlo. Le persone che bevono vino rosso hanno anche meno peso; Ma questo è solo l'inizio della storia di Sirtfood.

La scoperta del resveratrolo ha aperto la strada all'industria farmaceutica e alla ricerca sulla salute. I ricercatori hanno iniziato ad esaminare una varietà di sostanze chimiche per determinare se sono in grado di attivare i nostri geni sirtuini. Non solo resveratrolo, ma anche molti composti vegetali naturali hanno importanti proprietà di attivazione di sirtuina. Inoltre, è stato scoperto che un certo alimento potrebbe contenere una vasta gamma di questi composti vegetali, che potrebbero lavorare insieme per facilitare l'assorbimento e migliorare l'effetto di attivazione della sirtuina dell'alimento. Il resveratrolo è stato uno dei più grandi misteri. Quando il resveratrolo viene aggiunto al vino rosso, gli scienziati che lo studiano spesso hanno dovuto utilizzare dosi molto più elevate di quelle che hanno dimostrato di fornire benefici significativi. Il vino rosso, tuttavia, contiene molti altri composti vegetali naturali, compreso il resveratrolo. Questi includono grandi concentrazioni di piceatannolo, quercetina, muricetina ed epicatechine, e sono stati dimostrati di attivare autonomamente i geni sirtuina e, cosa più importante, di funzionare insieme.

Il problema dell'industria farmaceutica è che non sono in grado di vendere il prossimo prodotto di svolta, come una raccolta di alimenti o sostanze nutritive. Di conseguenza, hanno investito centinaia di milioni di dollari con l'obiettivo di scoprire una pillola Shangri-la che consentirebbe lo sviluppo e lo svolgimento di test su composti sintetici. A parte la prima sperimentazione approvata dalla FDA per dimostrare che il farmaco possa rallentare l'invecchiamento, sono attualmente in corso studi su diversi farmaci che attivano la sirtuina per una varietà di malattie croniche.

Se l'esperienza ci ha davvero insegnato molto, non dovremmo avere troppe aspettative per l'ambrosia sintetica, anche se potrebbe sembrare molto attraente. Le industrie farmaceutiche e sanitarie stanno continuamente cercando di imitare i vantaggi degli alimenti e delle diete con farmaci e nutrienti separati. Ciò è emerso rapidamente. In questo momento abbiamo a portata di mano tutte le meraviglie che il cibo può offrire, perché aspettare dieci anni o più per l'approvazione di questi farmaci miracolosi e per gli effetti collaterali che ne derivano?

Inoltre, mentre l'industria farmaceutica sta cercando una "droga magica" pericolosa, dobbiamo rivolgere la nostra attenzione alla dieta. Inoltre, questi sforzi erano in corso contemporaneamente; Anche il campo delle scienze nutrizionali stava cambiando, ponendo alcune delle sue importanti domande. Oltre al vino rosso, ci sono altri alimenti ricchi di questi nutrienti unici in grado di attivare i nostri geni sirtuini? Quali sono stati gli effetti se questo fosse vero sulla perdita di grasso e sulla lotta contro le malattie?

Terzo Giorno

Questo è un giorno importante perché è l'ultima fase del primo passo.

Stai sicuramente meglio oggi rispetto an ieri. Il tuo corpo sta purificandosi e modificando il suo metabolismo, attingendo a fonti di energia nuove che probabilmente non avevi mai utilizzato prima.

Il percorso sarà in discesa e da domani inizierà il secondo step. Oggi capisci che la dieta non è troppo impegnativa da seguire. I primi due giorni sono trascorsi rapidamente, rispetto ad altre diete che durano settimane, e sei già vicino all'arrivo.

Sorride, il mondo è meraviglioso e tu stai bene.

Lo facciamo perché sappiamo che questo è probabilmente ciò che provi e che probabilmente lo farai ancora di più in futuro. Non ci stiamo esprimendo in questo modo perché vogliamo assumere il tono mellifluo di certi testi motivazionali.

In effetti, la dieta sirt ha un effetto positivo sia sul corpo che sull'anima.

Le sirtuine rafforzano il sistema immunitario, accelerano il metabolismo e migliorano la memoria. Stabiliscono anche l'umore e attivano la memoria. In altre parole, maggiore salute, maggiore concentrazione e maggiore tranquillità. Ecco perché la dieta Sirt non è solo una dieta per perdere peso, ma è anche una dieta per il benessere generale.

3.1 Il modo di pensare e la mentalità giusta

Poiché abbiamo parlato di motivazione, vogliamo approfondire questo argomento in modo più "scientifico", discutendo di come il tuo atteggiamento nei confronti della vita e le tue percezioni di te stesso e degli altri possano influire sulla tua esistenza e aiutarti a raggiungere gli obiettivi che ti poni.

Già nell'introduzione a questo libro, abbiamo elencato alcuni dei problemi che spesso scoraggiano le persone dall'intraprendere una dieta o, come ti suggeriamo, un vero e proprio cambiamento di stile di vita e abitudini. Ti abbiamo spiegato che questa dieta è ideale per aumentare la tua motivazione e aiutarti an intraprendere un percorso sano, duraturo e benefico.

Non è un'idea stupida: con l'aiuto delle sostanze benefiche che introdurrai nel tuo corpo, potrai cambiare la tua mentalità, il tuo modo di pensare a te stesso e l'ambiente che ti circonda, e potrai attingere an una nuova fonte di motivazione per raggiungere risultati davvero strabilianti che faranno bene sia al tuo corpo che al tuo spirito in primo luogo e per un lungo periodo di tempo.

Tuttavia, qual è il significato di "mentalità"? Una definizione precisa, "mindset", viene utilizzata quando si parla di motivazione e di mentalità.

Carol Dweck, una psicologa che lavora alla Stanford University, ha approfondito il concetto di mindset.

Nel corso dei suoi studi, Dweck parte dall'idea che il mindset è il modo in cui ogni persona agisce e reagisce alle varie situazioni che incontra nella vita.

Le convinzioni e le esperienze che acquisiamo nel corso della nostra vita costituiscono il nostro modo di pensare, che possiamo parzialmente tradurre come "mentalità".

In altre parole, potrebbe sembrare che non possiamo influire sul nostro modo di pensare, che tutto sia determinato dai fattori esterni. Tuttavia, questo non è vero: possiamo sviluppare un modo di pensare positivo, che ci aiuterà a "crescere" e migliorare.

In questo senso, Carol Dweck parla di "Growth Mindset", o "mentalità vòlta alla crescita", in contrasto con il "fixed mindset", che è un modo di pensare che è fermo e immutabile.

Sforzarsi di imparare dai propri errori e prenderli come opportunità di crescita e miglioramento è essenziale per coltivare la propria mentalità e condurre il processo di miglioramento. È possibile che tu pensi che questo sia una questione di indole e che le persone che si abbandonano alle sconfitte continueranno a farlo senza trarne insegnamenti o motivazione. Non è così: la mentalità può essere allenata.

L'avvio della dieta Sirt è un'ottima occasione per farlo a causa del suo significato di "nuovo percorso di vita" per il benessere.

È possibile ottenere due risultati: vedere i risultati della dieta più velocemente e sviluppare un atteggiamento più positivo nei confronti della vita, anche grazie alla tua nuova forma fisica, combinando le reazioni positive del tuo corpo alla tua nuova alimentazione.

In altre parole, un vero e proprio percorso verso la felicità!

Tuttavia, come possiamo migliorare la nostra mentalità?

In sintesi, queste sono le azioni da svolgere ogni giorno:

Imparare dai propri errori: considera i propri errori nella dieta come una grande occasione per raggiungere i propri obiettivi questa volta.

Preparati ad imparare sempre: questa dieta ti consente di imparare sempre cose nuove. Considera questo come un'opportunità di imparare, non come una noiosa necessità. Informati sulla qualità degli alimenti sirt, impara nuove ricette, prova a fare il pane o la pizza e leggi le storie legate ai singoli ingredienti. In conclusione, considera questo percorso come un'ottima opportunità per ampliare le tue conoscenze;

Accogli le sfide: fissa dei obiettivi da raggiungere, come entrare in quei pantaloni che non ti vanno più bene da dieci anni o riuscire a salire le scale senza vomitare. Se non riesci a raggiungere l'obiettivo entro la scadenza prevista, considera questo fallimento come un'opportunità per impegnarti ancora di più e raggiungere l'obiettivo a breve termine. Spingiti oltre le tue capacità e le conoscenze che hai già acquisito.

Non aver paura dei commenti: non reagire con fastidio a coloro che esprimono le loro opinioni su di te o su ciò che stai facendo; invece, prendi queste critiche come un'opportunità per migliorarti.

Se riuscirai a cambiare il tuo atteggiamento e la tua mentalità in questo modo, riuscirai a raggiungere i tuoi obiettivi molto più in fretta e ti stupirai di quanto velocemente vedrai gli effetti della tua nuova alimentazione.

Ovviamente, abbiamo messo in primo piano gli effetti della dieta Sirt, ma come ti abbiamo appena detto, è un ottimo modo per ottenere successo in tutte le aree, sia professionali che personali.

In effetti, il Growth Mindset è vantaggioso e viene studiato e applicato nella crescita professionale.

Juice Di Matcha Verde

Ingredienti:

1 mele verdi
1 cucchiaino di tè verde Zen
mezzo mazzo di cavolo
mezzo mazzo di sedano
1 cetriolo medio
1 noce di zenzero fresco grande quanto un pollice

Istruzioni:

Lavare le verdure e tagliarle grossolanamente per spremiagrumi. Spremi ogni verdura.Aggiungi la polvere di matcha an un po' d'acqua e mescolala completamente con il succo verde.

Questioni Frequenti

Devo fare attività fisica durante la prima fase?

Una delle migliori cose che puoi fare per la tua salute è esercitarti regolarmente; fare un po' di esercizio può aiutare a perdere peso e mantenere una dieta sana. Durante i primi sette giorni della Dieta Sirtfood, ti consigliamo di mantenere il tuo normale livello di attività e esercizio. Nonostante ciò, vi consigliamo di rimanere nella vostra zona di comfort abituale perché fare esercizio per un lungo periodo di tempo o troppo intenso può semplicemente mettere troppo stress sul vostro corpo. Guarda il tuo corpo. Durante la prima fase, non c'è bisogno di fare troppo esercizio; invece, lascia che Sirtfood si impegni.

Sono in sovrappeso, posso continuare a seguire un regime dietetico?

La Fase 1 della Dieta Sirtfood non è consigliata per le persone sottopeso. Se sei sottopeso, è sicuro calcolare il tuo indice di massa corporea, noto anche come BMI. Purché si conoscono la propria altezza e peso, questo può essere facilmente calcolato utilizzando uno dei numerosi calcolatori BMI disponibili online. Non consigliamo di iniziare la fase 1 della dieta se il tuo BMI è inferiore an 18,5. Inoltre, consigliamo di fare attenzione se il tuo BMI è compreso tra 18.5 e 20, poiché seguire una dieta può significare che il tuo BMI è inferiore an 18.5. Mentre molte persone cercano di essere eccezionalmente magre, il problema è che essere sottopeso può avere un impatto negativo su una varietà di fattori di salute, tra cui un sistema immunitario meno forte, un rischio maggiore di osteoporosi, che è un indebolimento delle ossa, e problemi di fertilità. Se sei sottopeso, la fase 1 della dieta non è consigliata. Tuttavia, consigliamo di incorporare molti dei cibi Sirt nella tua dieta sana per ottenere tutti i loro benefici per la salute.

Se sei magro ma con un BMI compreso tra 20 e 25 punti, non c'è nulla che ti impedisca di iniziare. Sebbene la maggior parte dei partecipanti alla sperimentazione pilota avesse un BMI compreso all'interno di una gamma accettabile, hanno comunque perso notevoli quantità di peso e acquisito toni più alti. Molte persone hanno visto un aumento significativo della loro forza, vitalità e aspetto. Ricorda che la Dieta Sirtfood mira a migliorare la salute e la perdita di peso.

SONO OBESO: È IL SIRTFOOD L'alimento giusto per me?

Ehi! Non lasciarti scoraggiare dal fatto che solo una minoranza dei partecipanti allo studio pilota era obesa. Ciò è dovuto al fatto che la ricerca iniziale è stata condotta in una comunità di fitness, dove i partecipanti sono tipicamente più rigorosi e attenti alla salute. È stato motivato dal fatto che i partecipanti obesi avevano mostrato risultati migliori rispetto ai partecipanti in forma. Quei risultati sono stati confermati da migliaia di persone che hanno provato la dieta nel mondo reale. Inoltre, secondo la ricerca sull'attivazione della sirtuina, dovresti vedere miglioramenti significativi nel tuo benessere. Obesità aumenta il rischio di molti problemi di salute persistenti, ma sono proprio queste le malattie contro cui Sirtfoods protegge.

Ho raggiunto il mio peso forma e non voglio perdere più peso. Posso continuare a seguire la dieta Sirtfood anche dopo averlo raggiunto?

Prima di tutto, auguri per il tuo successo nella perdita di peso! Sebbene tu abbia avuto un grande successo con Sirtfoods, continua a lavorare. Anche se non ti consigliamo di limitare le calorie, dovresti comunque mangiare molti Sirtfood. Sebbene la maggior parte dei nostri clienti abbia già raggiunto la loro forma fisica ideale, continuano a seguire diete ricche di sirtfood. Il vantaggio di Sirtfoods è che rappresentano uno stile di vita. Per quanto riguarda il controllo del peso, il modo migliore per pensare a loro è che aiutano a portare il tuo corpo al suo peso ideale. Cercano di farvi sentire bene, lavorando per sostenervi e mantenervi. Tutti coloro che seguono la Dieta Sirtfood vogliono finalmente raggiungere questo obiettivo.

Ho terminato la seconda fase. Devo prendere il succo verde Sirf Food ogni mattina?

Il succo verde di Sirtfoods è il nostro preferito per iniziare la giornata con successo, quindi continueremo a consumarlo. Il nostro succo verde Sirtfood è stato progettato per includere ingredienti che forniscono uno spettro completo di nutrienti che attivano la sirtuine, che brucia i grassi in modo efficace e dona benessere. Tuttavia, siamo tutti aperti alla varietà, e anche se ti consigliamo di iniziare con un succo mattutino, siamo assolutamente d'accordo con coloro che vogliono provare una varietà di succhi Sirtfood.

Posso seguire una dieta mentre prendo farmaci?

Sebbene la dieta Sirtfood sia ideale per la maggior parte delle persone, i suoi potenti effetti sulla combustione dei grassi e sul benessere possono influenzare i processi di alcune malattie e gli atti farmacologici raccomandati dal medico. Allo stesso modo, altri farmaci non dovrebbero essere assunti mentre si sta digiunando.

Abbiamo valutato l'idoneità di tutti prima di intraprendere la Dieta Sirtfood, in particolare coloro che assumono farmaci. È vero che non possiamo aiutarti, ma si consiglia di parlare con un medico se prende farmaci con prescrizione, soffre di una grave condizione medica o ha alcun motivo per pensare di mettersi a dieta. Sebbene tu possa ottenere un vantaggio molto piccolo e profondo, è necessario provarlo.

Sono incinta, posso seguire la mia dieta?

Non consigliamo di seguire la dieta Sirtfood se stai cercando di concepire, sei incinta o allattamento al seno. È una dieta efficace per perdere peso, quindi non è appropriata per il tuo momento della vita. Però, non sentirti escluso dal mangiare alimenti Sirtfood perché sono molto nutrienti e dovrebbero essere inclusi in una dieta varia ed equilibrata durante la gravidanza. A causa del contenuto alcolico, il vino rosso dovrebbe essere evitato e gli alimenti contenenti caffeina come il caffè, il tè verde e il cacao dovrebbero contenere non più di 200 milligrammi di caffeina al giorno durante la gravidanza. Una tazza di caffè istantaneo contiene in genere circa 100 milligrammi di caffeina.

Evitare completamente il matcha e non consumare più di quattro tazze di tè verde al giorno. Oltre a questo, integrare Sirtfoods nella tua dieta sarà vantaggioso.

SONO I SIRTFOOD OK PER I BAMBINI?

La dieta Sirtfood è una forte strategia per la perdita di peso e i bambini non dovrebbero seguirla. Ciò non significa che i bambini debbano perdere i benefici dei Sirtfoods aggiungendo più a loro dieta. I sirtfood sono alimenti molto sani per i bambini e li aiutano a raggiungere diete sane e nutrienti. Molte delle ricette per la Fase 2 della dieta sono state pensate per le famiglie e per le preferenze dei bambini. Gli snack di Sirtfood sono una scelta ideale per l'infanzia perché contengono più nutrienti rispetto ai tipici snack per bambini.

Anche se la maggior parte dei sirtfood è completamente sicura per i bambini, il succo verde non è consigliato perché ha un alto contenuto di grassi che brucia. Inoltre, dovremmo evitare fonti di caffeina come il caffè e il tè verde. Inoltre, dovresti essere cauto con il peperoncino e evitare che i bambini lo mangiano.

Durante la prima fase, mi sentirò stanco o mal di testa?

La prima fase della Dieta Sirt fornisce un'ampia gamma di sostanze nutritive naturali in modo che la maggior parte delle persone non supererebbe la loro dieta normale, e alcune persone reagiranno a questo drastico cambiamento di dieta. Questo può includere sintomi come mal di testa o stanchezza, ma questi sono lievi e temporanei.

Naturalmente, si consiglia di consultare immediatamente un medico se i sintomi sono gravi o causano preoccupazione. Non abbiamo mai visto altro che sintomi occasionali lievi che si risolvono rapidamente e la maggior parte delle persone riprende energia, vigore e benessere in pochi giorni.

È necessario acquistare degli integratori?

Non usare integratori alimentari a meno che non sia espressamente consigliato dal tuo medico o da un altro professionista sanitario. La dieta Sirtfoods offre già una vasta gamma di ingredienti vegetali naturali che funzionano bene insieme. Questi vantaggi non possono essere ottenuti attraverso l'uso di integratori alimentari. In effetti, gli effetti positivi di Sirtfood possono essere ostacolati da alcuni integratori alimentari come antiossidanti, in particolare se assunti in dosi elevate.

Pensiamo che sia molto più semplice ottenere i nutrienti di cui hai bisogno per una dieta sana e ricca di Sirtfoods che prenderli in compresse. Tuttavia, le esigenze nutrizionali dei vegani saranno diverse, e per coloro che seguono diete completamente vegetali, abbiamo linee guida approfondite disponibili. Abbiamo anche scoperto che aggiungere una polvere proteica vegana efficace alla loro dieta può essere vantaggioso per i vegani poiché le proteine vegetali contengono una quantità inferiore di leucina, un aminoacido che migliora il comportamento di Sirtfoods. Questo si riferisce in particolare a persone che esercitano molto. Il consumo di questo integratore nel succo verde Sirtfood avrà luogo in un'ora diversa durante la giornata.

Come posso ripristinare le fasi 1 e 2?

Se senti che hai bisogno di un maggiore sprint per la tua salute o di perdere peso, puoi ripetere la Fase 1. Si dovrebbe aspettare almeno un mese prima di riprendere i regimi per evitare gli effetti negativi a lungo termine della riduzione calorica sul metabolismo. La dieta dovrebbe essere ripetuta solo una volta ogni tre mesi per la maggior parte delle persone necessarie. Invece, vi consigliamo di ripetere quanto desiderate uno o tutti i giorni della fase 2 se siete andati fuori rotta e avete bisogno di una revisione o volete un po' più di nutrizione Sirtfood. La seconda fase è principalmente la creazione di un modo di nutrirsi. Ricorda che la bellezza della Dieta Sirtfood è che non ti fa sentire come se fossi a dieta per sempre. Invece, ti aiuta an sviluppare cambiamenti dietetici a lungo termine che creano un rigore più leggero, più snello e più sano.

La dieta Sirtfood contiene troppe fibre?

I cibi sirt sono naturalmente ricchi di fibre. Cipolla, indivia e noci sono fonti importanti, insieme ai datteri Medjool e al grano saraceno, il che indica che la dieta Sirtfood non manca di fibre. La maggior parte di noi continuerà a consumare quantità elevate di fibre cui siamo abituati, anche durante la prima fase, quando il nostro consumo di cibo diminuisce. Ciò è particolarmente vero se scegliamo ricette che includono lenticchie, fagioli e grano saraceno come opzioni del menu. Ma per coloro che hanno problemi intestinali come costipazione senza consumare fibre, un supplemento di fibre appropriato può essere considerato durante la fase iniziale, in particolare durante i giorni 1 a 3, ma questo dovrebbe essere discusso con il vostro medico.

Purè Di Zucca

- Sale e pepe q.b.
- rosmarino
- Latte scremato circa 100 ml.
- Zucca 400 g
- 1 cucchiaio di olio evo
- 2 cucchiai di grana

Preparazione:

Una zucca deve essere pelata, poi tagliata a cubetti. Prima metti l'olio in una padella antiaderente, poi versa la zucca a cubetti e fai cuocere. Metti prima la fiamma a fuoco medio e cuoci per dieci minuti. Quindi, metti a fuoco basso e continua a cuocere per altri dieci minuti, mescolando di tanto in tanto il cibo fino a quando è completamente cotto. Scalda il latte in un pentolino. Entra la zucca con il parmigiano nella ciotola del frullatore e aggiungi lentamente il latte. Fai frullare per pochi secondi fino ad ottenere una purea liscia.

Puoi aggiungere più o meno latte per ottenere la consistenza desiderata. Puoi renderla più liquida aggiungendola e guarnendola con un rametto di rosmarino. Puoi anche renderla più densa come purè e servirla da sola o come contorno.

Cavolo Riccio, Cipolla Rossa E Pollo

Ecco gli ingredienti:

- 2 cucchiaini di curcuma
- 50 g di cavolo riccio
- 20 g di cipolla rossa
- 1 cucchiaino di zenzero fresco
- 50 g di grano saraceno
- 120 g petto di pollo
- 130 g di pomodori
- 1 peperoncino
- 1 cucchiaio di capperi
- 5 g di prezzemolo
- succo di limone
- 2 cucchiaini di olio extravergine di oliva

Preparazione

Dopo aver stabilito cosa usare, passiamo alla preparazione. Il petto di pollo dovrebbe essere marinato per dieci minuti con un quarto di succo di limone, un cucchiaino di olio e un altro cucchiaino di curcuma. Tagliamo a dadini 130 grammi di pomodori e li condiamo con il peperoncino, un cucchiaio di capperi, un cucchiaino di curcuma, uno di olio, il succo di un quarto di limone e il prezzemolo tritato.

Cuociamo il petto di pollo per un minuto per lato prima di continuare a cuocere nel forno a 220° per circa dieci minuti. Coprirelo con un foglio d'alluminio.

Iniziamo con le verdure:

Il cavolo tritato dovrebbe cuocere a vapore per cinque minuti o fino a quando non lo desideriamo. Prima di servire, soffriggiamo la cipolla rossa in una padella con un cucchiaino di zenzero e uno di olio. Quindi, aggiungiamo gli altri ingredienti per insaporire.

Le Fondamenta Della Dieta Sirt

Per quale motivo scegliere la dieta Sirt?

Qual è la base della dieta Sirt? La metodologia Sirt e l'intero regime alimentare sono stati identificati in precedenza, consentendo ai pazienti interessati a questa dieta di comprendere i suoi presupposti. Il vantaggio della Dieta Sirt sta nel fatto che è stata progettata per offrire agli individui interessati una prospettiva diversa dal regime alimentare tradizionale che impone restrizioni alimentari.

La Dieta Sirt si distingue da altre diete perché è stata sviluppata da nutrizionisti esperti sulla base di studi scientifici sulla genetica che l'hanno resa affidabile. La testimonianza delle persone che hanno provato questa dieta ha dimostrato che funzionava davvero bene.

Molte star seguono questa dieta e diversi atleti la seguono quando devono prepararsi per esibizioni importanti.

La dieta Sirt: le origini genetiche

Gli studi di genetica condotti prima presso l'Università di Cambridge e successivamente dai nutrizionisti Goggins e Matten hanno stabilito che i geni Sirt, o geni magri, consentono il dimagrimento. Questi studi dimostrano l'affidabilità di questa dieta. Ciascuna persona ha questi e i geni correlati all'obesità, quindi per dimagrire devi solo attivare i geni della magrezza.

L'assunzione di cibi che contengono un elevato contenuto di sirtuine, un tipo di proteina che consente un metabolismo più veloce e consente di bruciare le calorie in un tempo più breve, stimola tali geni.

Perfino i pazienti più scettici sono entusiasti di questa dieta, che è basata su studi genetici, perché offre loro la possibilità di provare un metodo diverso da quello standard. Tutti coloro che hanno dubbi riguardo alla validità delle diete dimagranti possono trovare questa dieta molto utile perché è stata dimostrata molto positiva per coloro che la hanno seguita.

I principi della dieta Sirt

Infine, la Dieta Sirt è una metodologia basata su studi genetici e promette risultati rapidi. La dieta non deve durare più di tre settimane, poiché è questo il periodo in cui il metabolismo funziona bene.

Il suo punto di forza, come affermato in precedenza, sta nella sua flessibilità e inclusività: A differenza di altri programmi alimentari, quello proposto da Goggins e Mattens riesce a soddisfare le esigenze di tutti i pazienti, consentendo loro di godersi il cibo.

La Dieta Sirt, a differenza di altre diete per perdere peso, fa un grande lavoro di conversione cercando di cambiare l'idea generale della dieta.

Quando si tratta di diete ipocalorica, è facile pensare a questo tipo di dieta come an una serie di regole rigide e restrittive che difficilmente consentono ai pazienti di continuare senza avere problemi. I partecipanti alla Dieta Sirt, invece, saranno contenti di seguire gli impegni stabiliti perché sapranno di dover seguire istruzioni che li lasceranno liberi piuttosto che costringerli a seguire schemi rigidi.

A questo punto, è imperativo entrare nel vivo del discorso e iniziare a comprendere quali azioni sono necessarie per raggiungere i risultati desiderati. Prima di tutto, è fondamentale esaminare in dettaglio i cibi consigliati dal piano alimentare Sirt e le loro funzioni.

Succo Con Curcuma E Arancia

Ingredienti:

- 2-3 pollici curcuma fresca, pelata e affettata
- 2 pollici di zenzero fresco, pelato e affettato
- 4 mele Fuji, private del torsolo e tagliate a pezzi
- 1 limone, sbucciato
- 2 arance sbucciate e separate in spicchi

Istruzioni:

Aggiungere la curcuma, lo zenzero, le arance, il limone e le mele in un estrattore. Se non hai curcuma fresca a portata di mano, aggiungi due cucchiaini di curcuma in polvere al succo estratto se lo desideri.

Se non hai un estrattore di succo, metti tutti gli ingredienti in un frullatore e mescolali bene. Se lo desideri, filtra il succo.

Aggiungere il succo in due bicchieri e servire.

Cenni Storici

Nonostante le regole alimentari contemporanee, la dieta chetogenica ha origine molto più antica.

Il digiuno era considerato un trattamento per la febbre e altri malanni dall'antichità e era considerato un modo per liberare il corpo dalle impurità.

Nell'antica Grecia, i medici cambiavano il regime alimentare dei pazienti per curare malattie come l'epilessia. Se ne parla anche negli scritti di Ippocrate del 400 a.C., dove viene indicato come cura per l'epilessia cambiare il regime alimentare quotidiano del paziente e come il digiuno potesse far regredire la malattia.

Solo dopo molti decenni di studi e sperimentazioni, si è giunti alla conclusione che una dieta chetogenica era un'ottima cura per le malattie neurodegenerative.

La dieta chetogenica è uno dei metodi più popolari per combattere l'obesità oggi, dopo essere stata utilizzata come cura per le crisi epilettiche.

Nei primi anni '20, la dieta chetogenica è stata utilizzata come trattamento per alcune malattie e per curare le crisi epilettiche, in particolare l'epilessia infantile.

Il digiuno ha ridotto le crisi epilettiche, secondo alcuni studi.

Di conseguenza, si è cercato di trovare una soluzione a livello alimentare per i pazienti molto gravi in modo che il loro corpo pensasse di essere a digiuno anche se mangiavano regolarmente.

Tuttavia, la dieta chetogenica non è stata utilizzata come trattamento dell'obesità fino agli anni '70, diventando una moda alimentare per la perdita di peso, ma ha i suoi effetti collaterali.

Nel 1822, il dottor Radcliffe scoprì che le crisi epilettiche dei pazienti diminuivano riducendo il consumo di carboidrati e riducendo il consumo di grassi e verdure.

Il primo studio contemporaneo per valutare il digiuno come potenziale trattamento per l'epilessia è stato condotto in Francia nel 1911. Venti pazienti di diverse età sono stati sottoposti an una dieta vegetariana a basso contenuto calorico che veniva alternata a periodi di digiuno. Hanno subito dimostrato i suoi effetti positivi.

Tuttavia, poiché la dieta era in contrasto con i farmaci (bromouro di potassio e fenobarbital), i miglioramenti portati dalla dieta non durarono molto.

In quegli anni, l'americano dottor Bernarr Macfadden ha diffuso l'abitudine del digiuno per migliorare la sua salute. Il dottor Hugh Conklin, un suo allievo, ha adottato questa pratica e ha continuato a usare il digiuno per curare i pazienti che soffrono di epilessia.

Nel 1911, il New Medical Journal ha pubblicato un articolo che affermava che dal 1912 il dottor McMurray aveva curato i pazienti epilettici prescrivendo una dieta priva di zuccheri e carboidrati, con ottimi risultati.

L'utilizzo di una dieta ricca di grassi combinata con periodi di digiuno per la cura dell'epilessia ha fatto enormi progressi negli anni '20.

Nel 1921, l'endocrinologo H. Rawle Geyelin, dopo aver scoperto i risultati reali, cercò di rifare lo studio del dottor Conklin su 36 soggetti e, nonostante il breve periodo di osservazione, ottenne risultati quasi identici.

L'avvocato Charles Howland, di New York, padre di un bambino gravemente malato di un'epilessia non curabile e paziente del dottor Conklin, è stato meravigliato dai progressi del figlio fatti dal digiuno e è stato spinto a scoprire il modo in cui il non mangiare avesse salvato suo figlio. Di conseguenza, ha donato cinquemila dollari an un laboratorio della Johns Hopkins University per studiare questi effetti vantaggiosi.

Altri medici studiavano e studiavano un nuovo regime alimentare basato sulla riduzione dei carboidrati negli anni '20 mentre in campo biochimico si studiava l'uso dei corpi chetogenici nell'organismo e i suoi effetti.

Nel 1924, il dottor Russel Wilder della Mayo Clinic ha pubblicato i primi risultati scientifici sulla dieta chetogenica. Secondo loro, se le persone non potevano digiunare per un lungo periodo di tempo in modo da non debilitare il loro corpo, si poteva risolvere il problema sostituendo i carboidrati con grassi, il che causava lo stato di chetonemia, dal quale deriva il nome della dieta.

Tra gli anni '30 e '40, si cominciarono ad utilizzare i farmaci per la cura dello stato epilettico. La scoperta di nuove sostanze

come la fenitoina, che è stata efficace nella cura delle crisi epilettiche, ha contribuito all'adozione di nuove tecniche di rimedi, diffondendo l'uso dei farmaci in sostituzione della dieta chetogenica, poiché era molto più semplice somministrare una piccola pillola piuttosto che seguire
Il professor Blackburn iniziò successivamente a utilizzare questo regime alimentare per trattare l'obesità negli anni '70.
Milioni di persone hanno seguito la dieta chetogenica dopo che il ministro della salute l'ha riconosciuta come protocollo dietetico negli anni '90. Alcuni nazioni come la Finlandia e la Francia studiano la dieta chetogenica per curare l'obesità e altre malattie come la SLA, il morbo di Parkinson, l'Alzheimer, i vari tipi di tumori e i danni cerebrali post-traumatici.
Negli ultimi venti anni, la dieta chetogenica è diventata il metodo più

popolare per la perdita di peso e per contrastare l'obesità, aumentando i grassi e diminuendo i carboidrati per far dimagrire l'organismo.

Base E Vantaggi Della Dieta

Uno dei metodi più popolari per perdere peso è la dieta chetogenica, nota anche come dieta keto. Fa parte della categoria delle diete lowcarb, ovvero quelle che hanno come base un basso consumo di carboidrati, un alto consumo di proteine e un basso consumo di grassi.

Quando parliamo di grassi, intendiamo tutti i grassi "buoni" che sono presenti negli alimenti provenienti sia da animali che da vegetali, come l'Omega 3 e l'Omega 6 che si trovano nel salmone e nell'olio d'oliva, non nella margarina.

Il nostro corpo trasforma i grassi in adipe o grasso corporeo dopo aver consumato carboidrati, che serve come fonte di energia.

L'obiettivo principale della dieta chetogenica è ridurre i carboidrati e quindi il glucosio. Ciò spinge il fegato a produrre chetoni per sopperire alla mancanza di glucosio utilizzando il grasso adiposo come energia.

Questo processo è noto come "chetosi nutrizionale".

Quando diminuiamo il consumo di carboidrati, il nostro corpo utilizza le riserve di grasso accumulate nei nostri fianchi, glutei e pancia. Questo grasso viene poi utilizzato e bruciato per produrre energia senza perdere massa muscolare.

È chiaro per noi quanto sia importante mantenere un regime alimentare equilibrato e sano.

Il termine "dieta chetogenica" si riferisce a tutte le diete alimentari che prevedono un basso consumo di carboidrati e un elevato consumo di grassi. La dieta chetogenica non è un'unica dieta, ma ne esistono diversi tipi.

In passato, le diete chetogeniche sono state utilizzate per trattare l'epilessia e l'obesità grave, ma ora vengono utilizzate solo per scopi sportivi ed estetici.

È possibile distinguere tra due tipi di diete chetogeniche: quella intermittente e quella ciclica. Quasi tutte le diete keto si rifanno a questo tipo.

La dieta chetogenica ciclica è ovviamente la più popolare.

Si compone di due fasi:

• La prima volta che vengono consumati pochi carboidrati dura cinque o sei giorni;

• Per un periodo di 1-2 giorni, la quantità di carboidrati consumati aumenta nella seconda.

Il consumo di carboidrati prima e dopo l'allenamento è parte della dieta chetogenica intermittente, che è molto seguita dagli sportivi.

Molte diete si basano sul principio della chetosi per perdere peso; le diete più recenti includono:

• Dieta Atkins: si basa sui principi che sfruttano lo stato di chetosi per la perdita di peso; si suddivide in quattro fasi, in cui piccole quantità di carboidrati vengono gradualmente aggiunte al consumo giornaliero. I carboidrati sono gli unici alimenti in questa dieta che vengono costantemente osservati come pesati.

- Dieta locale: è un regime alimentare che è stato ampiamente seguito per almeno dieci anni e si basa sul principio nutrizionale americano. Si basa su un consumo giornaliero del 40% di carboidrati, del 30% di proteine e del 30% di grassi.

La dieta Dukan è organizzata in quattro fasi, ognuna delle quali include un menù con ricette e una lista di cento alimenti da scegliere per ogni pasto. Si basa sul concetto di poter mangiare ciò che vuoi senza pensare alle calorie o alla quantità.

- Il regime dietetico paleo, noto anche come dieta del cavernicolo: si basa sull'idea di mangiare tutti quei cibi che si mangiavano circa 10.000 anni fa durante il Paleolitico, quando l'agricoltura era ancora in fase di sviluppo. È basato sul consumo di alimenti che possono essere cacciati, pescati e raccolti, come la carne, il pesce, la frutta, le verdure, le spezie e la frutta secca. Ciò esclude i cibi elaborati come la farina, le patate, lo zucchero e il latte.

Le principali vantaggi della dieta keto includono:

Perdita di peso: Il meccanismo della chetosi facilita la perdita di peso bruciando i grassi ingeriti e accumulati.

- Aumento del colesterolo e della pressione sanguigna: La dieta keto aumenta anche l'HDL e riduce il cosiddetto colesterolo "cattivo" e i livelli di trigliceridi e colesterolo nel sangue. Secondo studi recenti, la dieta keto abbassa il colesterolo e la pressione sanguigna.

- Un miglioramento della concentrazione: È stato dimostrato che la riduzione dei carboidrati dall'alimentazione aiuta a ridurre i livelli di zucchero nel sangue e aumentare le concentrazioni.

- Riduce il rischio di cancro: A differenza delle cellule sane, le cellule cancerogene si alimentano del glucosio e non riescono ad adeguarsi e servirsi dei chetoni per rimanere in vita. La dieta keto impedisce alle cellule cancerose che causano il cancro di nutrirsi e quindi muoiono.

- Riduzione dell'appetito e aumento dell'energia fisica: Studi sulla dieta keto hanno dimostrato che l'organismo produce più energia dai grassi consumati rispetto al glucosio e che i carboidrati sono meno appaganti e saziano di più.

- Una dieta leggermente sostenibile che non costa molto: Gli ingredienti delle ricette keto sono alimenti accessibili e comuni che normalmente consumiamo.

- Rimozione efficace del grasso senza compromettere la massa muscolare: L'organismo inizia a bruciare il grasso accumulato nei fianchi, nei glutei e nella pancia riducendo i carboidrati per produrre energia senza perdere massa muscolare.

- Migliorare la probabilità di sviluppare malattie cardiache: Bruciare i grassi e aumentare i livelli di colesterolo, trigliceridi e zuccheri riduce il rischio di diabete e malattie cardiache.

- Normalizzazione dei livelli di zuccheri nel sangue: Questa dieta riduce i livelli di zucchero nel sangue. Rispetto ad altre diete ipocaloriche, la dieta keto riduce e previene il rischio di diabete.

- Acne: La dieta keto aiuta anche a ridurre le infiammazioni della pelle, migliorando l'aspetto della pelle e riducendo l'acne e i punti neri.

chetosi

La chetosi è una condizione metabolica in cui l'organismo viene indotto a produrre "corpi chetonici", che sostituiranno gli zuccheri come fonte di energia.

Dopo alcuni giorni di completo digiuno, il nostro corpo raggiunge lo stato di chetosi, che sarebbe insostenibile per noi.

La dieta chetogenica, invece, ci consente di convincere l'organismo di essere a digiuno togliendo i carboidrati dalla nostra normale alimentazione, il che porta l'organismo a comportarsi in modo appropriato e ad iniziare a utilizzare i grassi che ha accumulato.

Quindi, il nostro organismo attiva la produzione di corpi chetonici attraverso il fegato.

I chetoni, anche noti come corpi chetonici, sono prodotti dal fegato dopo l'elaborazione dei grassi. Perché forniscono energia all'organismo, sono simili agli zuccheri.

Queste sostanze si riversano normalmente nel sangue e vengono eliminate con le urine; tuttavia, se la loro contrazione aumenta, possono diventare nocive.

L'organismo attraverso una serie di passaggi raggiunge lo stato di chetosi:

• Ridurre il consumo di carboidrati, inclusi cereali e verdure ricche di carboidrati, per ridurre la produzione di glucosio;

• Quando i carboidrati diminuiscono, l'organismo deve trovare l'energia necessaria per svolgere tutte le sue funzioni dai grassi.

• Quando l'organismo non consuma più glucosio, brucia le scorte di grasso, producendo chetoni;

• Quando il livello di chetoni nel sangue inizia ad aumentare, l'organismo entra in uno stato di chetosi, che aiuta a perdere peso.

Lo stato di chetosi può verificarsi in pochi giorni e i seguenti sono i segnali che lo indicano:

- A causa dell'elevato contenuto di chetoni e acido acetacetico, il sudore e l'alito hanno un odore di acetone.

- bocca asciutta, sete e urgenza di urinare; • Una diminuzione dell'appetito; • Non essere pronti.

Tuttavia, non dobbiamo affidarci a questi segnali, che possono essere poco affidabili. Per essere sicuri di non soffrire di chetosi, basta controllare i livelli di chetoni nelle urine utilizzando strisce.

È molto semplice: in pochi secondi, la striscia cambia colore se ci sono chetoni nelle urine.

Tuttavia, questi sono metodi abbastanza approssimativi in tutti i casi.

Il livello più o meno alto di chetoni può essere determinato in base al colore della striscia, ma questo metodo può essere influenzato dal grado di idratazione, che può influenzare il risultato se il soggetto è disidratato o beve molta acqua.

Le analisi del sangue sono il metodo più preciso e più sicuro per misurare il livello di chetoni e la chetosi.

Se i livelli di chetoni nel sangue sono compresi tra 0,6 e 1,5 mmol/l, significa che il nostro corpo è in uno stato di chetosi.

Bocconcini Sirt

Ingredienti:

- ½ barretta di cioccolato fondente, spezzata a pezzi
- 1 cucchiaino di cacao in polvere
- 1 cucchiaio di olio d'oliva
- 2 cucchiai di acqua
- 120 grammi di noci
- 250 grammi di datteri medjoul snocciolati
- 1 cucchiaio di curcuma in polvere
- 1 cucchiaino di estratto di vaniglia

Procedimento:

- Mescolare le noci e il cioccolato fino an ottenere una polvere.
- Aggiungi l'acqua e il resto e mescola fino an ottenere una miscela compatti.

- Forma delle palline con il composto e poi metti tutto in frigorifero.
- Lasciare che si raffreddi per circa un'ora prima di consumarlo.
- Se desideri cambiare un po' il risultato finale, puoi avvolgerle nel cacao o nelle scaglie di cocco essiccato. Si conservano in frigo per circa una settimana.

Gamberi Saltati In Padella Con Noodles Di Grano Saraceno

Ingredienti:

- 2 cucchiaini di salsa di soia o tamari
- 75 grammi di soba o noodles di grano saraceno
- 1 peperoncino Thai
- 20 grammi di cipolle rosse affettate
- 75 grammi di fagiolini tritati
- 2 tazze di brodo di pollo
- 140 g di gamberi sgusciati, puliti
- 2 cucchiaini di olio d'oliva
- 1 spicchio d'aglio tritato
- 1 cucchiaino di zenzero tritato, fresco
- 40 grammi di sedano tagliato
- 50 grammi di cavolo tritato
- 5 grammi di foglie di sedano o levistico

Procedimento:

- Scalda una padella e lasciala a fuoco vivo. Quindi, cuoci i gamberi per circa tre minuti con il tamari e l'olio. Dopo averli cotte, trasferiscili su un piatto.

- Cuoci i noodles in acqua bollente per circa cinque o otto minuti, quindi scolarli e metterli da parte.

- Friggi i restanti ingredienti a fuoco alto per due o tre minuti. Quindi, bolli e cuoci fino a che sono cotti ma ancora croccanti.

- Aggiungi i gamberi e i cereali, fai bollire, poi abbassa il fuoco e servi in ciotole.

La Nozione Di Dieta

Il timore che molte persone hanno nei confronti delle diete deriva dalla tradizione culturale di programmi alimentari drastici che promettevano miracoli.

Queste emozioni causano ansia per le potenziali restrizioni alimentari. La parola "dieta" è il punto sbagliato di tutto questo.

La dieta dovrebbe essere il modo giusto per alimentarsi, uno stile di vita e non solo una dieta.

Ovviamente, una volta stabilito il nostro programma, ci potremmo concedere anche dei capricci. Una sana alimentazione ha molti vantaggi per la nostra salute.

Il detto "siamo quello che mangiamo" è vero perché il cibo che consumiamo non solo ci fornisce l'energia necessaria per il corretto funzionamento del nostro corpo, ma ci mantiene anche in buona salute.

Mangiare troppi grassi, prodotti industriali ricchi di conservanti o troppo zucchero può causare danni che non sono visibili subito ma che possono contribuire allo sviluppo di determinate patologie nel corso del tempo.

Di conseguenza, dobbiamo allontanare la nozione di privazione dal concetto di dieta; non è una punizione che ci stiamo per infliggere, ma piuttosto un significativo cambiamento verso una vita più salutare.

Oggi è noto che l'assunzione eccessiva di grassi o di zuccheri può causare obesità, diabete e molte altre malattie.

A causa della consapevolezza che non ne abbiamo solo uno, ma che un mondo più pulito ci offre una migliore qualità di vita, la sensibilità nei confronti dell'ambiente che ci circonda è cresciuta negli ultimi anni.

Perché vi parlo così? Semplicemente, dovresti applicare lo stesso ragionamento al tuo corpo, poiché ne abbiamo solo uno e la salute è fondamentale.

Non è necessario seguire una dieta per la prova costume; piuttosto, si inizia questo percorso di rieducazione alimentare perché finalmente si è capito che il nostro percorso era sbagliato. La nostra motivazione e determinazione sono fondamentali in ogni processo di cambiamento; direi che sono le basi.

Come vedremo, la dieta Sirt consente molte cose rispetto ad altri programmi alimentari. Ci insegna a mangiare cibi che spesso mangiamo senza sapere che possono attivare il gene della magrezza quando vengono combinati con altri alimenti.

Per lavorare sulla nostra motivazione, è utile tenere un diario dei progressi in cui possiamo scrivere i traguardi che abbiamo raggiunto o le sfide che abbiamo incontrato.

Fissiamo il nostro obiettivo, che dovrebbe essere quello di migliorare la propria salute attraverso il benessere con sé stessi, in modo chiaro e scritto.

"Il primo passo per trasformare l'invisibile nel visibile" è fissare degli obiettivi.

L'attività fisica è fondamentale per il nostro concetto di benessere a 360 gradi, e numerosi studi hanno dimostrato che fare sport regolarmente ha molti vantaggi.

Non voglio assolutamente dire che devi diventare degli atleti da un giorno all'altro, ma solo praticare lo sport che ti piace, come camminare, correre o nuotare in piscina, perché le sirtuine vengono attivate dal movimento e da alcuni cibi.

Sempre, lo sforzo fisico deve essere proporzionato all'età e allo stato di salute generale. In ogni caso, è sempre opportuno consultare il medico.

Una migliore qualità della vita porta anche alla sua crescita, senza temere gli effetti negativi dell'invecchiamento in molti casi.

Il concetto di dieta è molto ampio e comprende tutto ciò che riguarda il benessere fisico e mentale.

Adesso siamo tutti consapevoli di quanto sia profondamente sbagliato e limitante vederla confinata in uno spazio di privazione.

È arrivato il momento di conoscere meglio la dieta sirt.

Come funziona la dieta sirt?

Il concetto di dieta sirt deriva dai ricercatori Pes e Poulain, che hanno iniziato ad esaminare le caratteristiche dei cibi sirt, ovvero quei venti alimenti che vedremo più avanti che sono in grado di attivare i geni responsabili della magrezza, sirtuine.

Lo studio è iniziato con la scoperta che il fenolo presente nei vini rossi aveva la capacità di inibire la sirtuina. Di conseguenza, gli studiosi hanno cercato gli alimenti che contenevano gli ingredienti necessari per attivare la sirtuina e hanno testato un progetto iniziale di dieta su un campione di persone.

La restrizione calorica è stata notevole nei primi giorni, quando si è attestata a 1500 calorie al giorno. I ricercatori hanno notato dei progressi evidenti nel loro campione, quindi hanno iniziato a diffondere la dieta a vari medici e si è diffusa in tutto il mondo. La cantante più famosa che ha perso più di venti chili con questa dieta è stata Adele!

Il programma alimentare brucia i grassi mangiando, è vero!

Tuttavia, come è possibile che tutto questo si verifichi? Grazie all'azione eccezionale delle sirtuine, insieme an un movimento e ad un'attenzione maggiore all'assunzione di altri cibi.

Non dobbiamo abbuffarci o mangiare cibo spazzatura se mangiamo cibi che migliorano il nostro metabolismo, perché l'unica persona che stiamo prendendo in giro siamo noi stessi.

La dieta Sirt prevede un digiuno intermittente, in cui il nostro metabolismo viene stimolato e il nostro corpo brucia grassi per tornare in forma. Molte persone vedono il digiuno come uno stile alimentare difficile, ma fortunatamente la dieta Sirt non richiede un digiuno alimentare. I primi tre giorni sono solo un po' più restrittivi per stimolare il nostro metabolismo e aiutare an eliminare le tossine.

Come vedremo, la dieta Sirt è una dieta equilibrata che fornisce al nostro corpo tutto ciò di cui ha bisogno per funzionare correttamente. Ci limita solo su alcuni alimenti ma solo se sono consumati in quantità eccessive, come i grassi.

Molti degli alimenti che vedremo in questo articolo fanno parte della dieta mediterranea e sono tutti facilmente accessibili. Le ricette proposte sono semplici e le potete personalizzare, l'importante è che includano i cibi sirt nella dieta.

È uno stile di vita che non ci toglie il piacere della tavola perché anche i dolci e il cioccolato hanno alcune regole per evitare l'aggiunta di grassi in modo che possiamo gustare il sapore dei dolci senza sentirci appesantiti.

Possiamo evitare l'effetto yo-yo di molte diete perché non ci sono troppe privazioni o rinunce con questa, come il fatto che puoi mangiare la pizza.

Inoltre, possiamo uscire con gli amici senza preoccuparci di rovinare la serata, come vedremo, poiché ci sono molti alimenti da mangiare. "Sono a dieta", che, tra l'altro, potremmo trasformare in: Ho modificato la mia dieta. perché ho fatto la mia scelta di volermi bene.

La dieta Sirt non è una moda; piuttosto, è un regime dietetico basato su una scoperta innovativa approvata da nutrizionisti e medici. Anche se ci sono molti vantaggi se decidiamo di cambiare la nostra dieta solo in base alle nostre valutazioni, è consigliabile sempre consultare il proprio medico.

"Porsi un obiettivo è la più potente forza umana di automotivazione" (Paul J. Meyer).

Il gene magro è un nome che dico spesso, ma che cos'è davvero questo gene attivatore? Diciamo che è un modo per definire le sirtuine; ci sono sette sirtuine e ognuna ha un ruolo specifico: alcune rigenerano le cellule, altre rallentano l'invecchiamento. I geni che regolano il metabolismo sono Sirt 1, Sirt 3 e Sirt 4, mentre le sirtuine restanti si occupano delle cellule.

Alcuni alimenti e uno stile di vita attivo attivano queste sirtuine; chi mangia questi alimenti ottiene gli stessi benefici di chi osserva un periodo di digiuno, come quello intermittente giusto, per esempio.

Nonostante la nostra alimentazione sia cambiata, continueremo a mangiare e questo fa la differenza, quindi stimoleremo il nostro corpo a consumare grasso senza i rischi del digiuno.

Alimenti che aumentano la produzione di sirtuine

È la natura che ci fa capire qual è il cibo sirt per eccellenza. Pensiamo agli uomini o agli animali per un momento, ma quando abbiamo bisogno di qualcosa da fare, ci spostiamo, non ci fermiamo in un posto. Questo è un bene per noi, ma vi dico questo per farvi capire il concetto di cibo sirt. La nostra attenzione ora si sposta sulle piante, che devono soddisfare tutte le loro esigenze in questo luogo. Ad esempio, se sono colpite dal caldo e non possono spostarsi, devono aspettare l'acqua o l'ombra, in questo modo alcune specie vegetali hanno sviluppato proprietà: I polifenoli sono quelli che aiutano il nostro organismo a funzionare meglio consumandoli.

È in questo modo che ci rendono più resistenti allo stress. Ovviamente non dobbiamo alimentarci solo di vegetali; i creatori del metodo hanno scelto venti alimenti per attivare le sirtuine, quindi abbiamo solo bisogno di seguire le ricette suggerite o di crearne i nostri stessi senza dimenticare i preziosi ingredienti che caricano il nostro metabolismo.

È una dieta che non richiede sacrifici eccessivi e ci consente di raggiungere quei risultati che potremmo aver cercato da molto tempo.

Che Cosa È

Il nuovo regime alimentare noto come Dieta Sirt è stato recentemente molto discusso. scelto anche dalla cantante Adele, che ha perso 30 chili in pochissimo tempo con questo piano alimentare. È diventata la dieta preferita delle celebrità e delle star grazie ai numerosi vantaggi che offre. La dieta Sirt è uno stile di vita vero e proprio piuttosto che una moda passeggera. La dieta del gene magro, nota anche come "dieta del gene magro", consente di perdere peso ed eliminare i chili in eccesso evitando di ridurre la quantità di pasti consumati, ma incorporando alcuni alimenti chiamati "cibi sirt" nella propria dieta. Tutto ciò senza sacrificare il gusto della cioccolata o un buon bicchiere di vino rosso. Aidan Goggins e Glen Matten, due nutrizionisti inglesi, hanno ideato la dieta Sirt, che prevede l'introduzione di alcuni alimenti. I cibi sirt, che sono ricchi di sostanze nutritive, hanno la capacità di attivare le stesse reazioni che si verificano quando si digiuna. Essi attivano le sirtuine, che sono proteine che facilitano il metabolismo e la perdita di peso. Le sirtuine regolano la longevità, l'umore e la combustione dei grassi. Si può perdere fino a tre chili senza rinunciare a nulla già nella prima settimana. I sirt sono alimenti freschi, genuini, sani e facili da trovare che, abbinati tra loro, danno vita a piatti gustosi e super nutrienti che si adattano an ogni tipo di palato. Quindi, l'assunzione di tali cibi ha anche vantaggi per la nostra salute. È importante che tali cibi vengano assunti nella giusta miscela e cotti correttamente per attivare le sirtuine. Ad esempio, la cioccolata deve essere fondente. Al contrario, non abusare del vino rosso può causare problemi al fegato. Ad esempio, il cavolo non dovrebbe mai essere cotto al vapore perché perderebbe tutte le sue proprietà nutritive.

Spezzatino Al Forno Con Ceci E Patate

Ingredienti:

- 2 cucchiai di cacao in polvere
- 400 g di pomodorini
- 400 g di ceci
- 2 peperoni gialli tagliati a pezzi
- 2 cucchiai di prezzemolo tritato
- Sale e pepe quanto basta
- 5 patate
- 2 cucchiai di olio extravergine di oliva
- 2 cipolle rosse tritate fini
- 4 spicchi di aglio tritato
- 1 cucchiaio di zenzero in polvere

- 1 o mezzo peperoncino rosso
- 2 cucchiai di semi di cumino
- 2 cucchiai di curcuma in polvere

Metodi per la preparazione: Riscaldare il forno a 200° mentre si preparano i ceci. I ceci devono essere cuociati in una pentola, ma non buttare l'acqua di cottura.

Dopo che il forno è caldo, cuocere le patate per circa un'ora o fino a quando non sono dorate.

Quando le patate sono nel forno, prendi un coperchio su una padella e aggiunge le cipolle rosse tritate e l'olio extravergine di oliva. Cuoci per circa cinque minuti o fino a quando le cipolle non diventano morbide, o fino a quando non diventano morbide. Successivamente, rimuovere il coperchio e mescolare gli spicchi d'aglio, lo zenzero, il cumino e il peperoncino. Utilizza un cucchiaio in legno per mescolare bene.

Cuocere a fuoco basso per circa un minuto. Quindi, aggiungere qualche cucchiaio di acqua fresca e la curcuma. Continua a cuocere per qualche altro minuto. Se il composto si asciuga eccessivamente, aggiungere più acqua.

Successivamente, unisci il cacao in polvere, i peperoni gialli, i ceci, i pomodorini e la loro acqua. Porta an ebollizione e cuoci per circa quarantacinque minuti o fino a quando la salsa è densa.

Anche le patate saranno pronte a questo punto.

Quindi, prendi il composto e aggiungi un filo di sale, pepe e due cucchiai di prezzemolo.

Versa il composto sulla teglia di patate. È possibile aggiungerlo all'insalata quando è necessario.

Svantaggi Della Dieta Sirt

Cercheremo di scoprire gli svantaggi di seguire questa dieta in questo capitolo.

Il primo riguarda il cambiamento delle abitudini alimentari, che può causare demotivazione: In quel caso, per essere vincenti e raggiungere l'obiettivo, è necessario lavorare sulla propria autodisciplina. Nei primi tre giorni, quando è necessario bere il succo sirt e mangiare un solo pasto, questo calo di motivazione è più probabile.

Il succo verde sirt famoso non piace a tutti; alcuni lo trovano piacevole mentre altri no; che piaccia o meno, berlo non è una scelta ma è una necessità. Il programma dei primi tre giorni è progettato per iniziare il processo di dimagrimento; per questo motivo, si perdono circa tre chili durante la prima settimana.

Il consumo di alimenti sirt è anche influenzato da un altro fattore importante: In quanto una dose equilibrata non fa male, consiglio di mantenere un equilibrio, ma se esageriamo, potrebbero sorgere controindicazioni.

La gastroparesi può peggiorare, il che ritarda lo svuotamento dello stomaco, quindi le persone con diabete di tipo uno non dovrebbero iniziare la dieta Sirt.

Alcuni alimenti sirt food causano questo ritardo, che può causare nausea e senso di pienezza anche dopo molte ore dal pasto.

La dieta Sirt contiene acido acetico, che aggrava solo il disagio di coloro che sono intolleranti agli acidi. Se si soffre di osteoporosi o di disturbi cardiaci, la variazione dei livelli di potassio e di calcio può essere un problema.

Alcuni studi hanno dimostrato che questa tipologia di dieta può influenzare l'assunzione di alcuni farmaci, come l'insulina; per i diabetici, può influenzare l'assunzione di diuretici, causando ipopotassiemia.

È stato dimostrato che la dieta Sirt, nonostante sia basata su un regime alimentare sano, può causare problemi a coloro che soffrono di altre condizioni o che assumono determinati farmaci. Per questo motivo, consiglio vivamente di parlare con il proprio medico di fiducia prima di intraprendere qualsiasi programma di dieta.

Quali sono i venti alimenti che stimolano naturalmente le sirtuine? Per capire il loro valore, voglio iniziare dalla nostra storia evolutiva.

Come uomini, non siamo molto diversi dagli animali: Ci spostiamo per trovare qualcosa da mangiare, cercare acqua, trovare un riparo e così via.

Cerca ora di concentrarti sulle piante e su come si comportano in natura. In quanto non può spostarsi per soddisfare i propri bisogni di acqua o luce, la pianta è stanziale per esigenze proprie. Le piante devono aspettare eventi esterni, come la pioggia, per sviluppare proprietà come i polifenoli, che sono composti fitochimici vitali per la salute del loro corpo.

Queste molecole si trovano in molte specie vegetali e fanno molte cose per il corpo, come mantenere in salute le cellule. In altre parole, combattono l'invecchiamento perché impediscono ai radicali liberi di ossidare le cellule, causando la loro morte.

Inoltre, sono naturali antiinfiammatori e antivirali che proteggono dal danno interno ed esterno, regolano il colesterolo e aiutano il cuore.

Il metabolismo è influenzato da alcuni polifenoli, che riducono lo stoccaggio del grasso e aumentano il metabolismo basale. In conclusione, aiutano a perdere peso!

I creatori del metodo Sirt hanno scelto venti alimenti con la capacità di attivare le sirtuine. Quindi, tutto ciò che devi fare è includere questi alimenti nella tua dieta nel modo corretto seguendo le ricette proposte in questo libro. Una volta raggiunta una certa abilità, puoi crearne di nuove.

La dieta Sirt è uno dei pochi regimi dietetici che non impone restrizioni eccessive, non impone rinunce significative e consente di raggiungere i risultati desiderati per un lungo periodo di tempo.

Scopriamo in dettaglio quali cibi attivano il gene magro.

Wine Red:

Il vino rosso è un vino alcolico prodotto dalla fermentazione del mosto d'uva. Il vino rosso è noto per le sue caratteristiche organolettiche e nutrizionali perché contiene antiossidanti fenolici come gli attivatori della sirtuina, resveratrolo e piceatannolo.

Sono antiossidanti, antibatterici e hanno la capacità di fluidificare il sangue; sono anche ottimi alleati delle funzioni metaboliche. Secondo nuovi studi, il resveratrolo ha altre proprietà che lo aiutano a proteggere il cervello dalle malattie neurodegenerative come l'Alzheimer. Sebbene ci siano molte varietà di vino rosso, il Pinot nero sembra avere le proprietà più potenti. Il consumo dovrebbe essere moderato e responsabile durante la dieta e dovrebbe essere limitato an un bicchiere a pasto o an una sola volta al giorno.

Cacao:

Questo è un buon annuncio per gli appassionati! Il cioccolato che contiene almeno l'85% di cacao può essere consumato durante la dieta sirt. L'epicatechina, l'attivatore della sirtuina, è uno dei molti polifenoli presenti nel cioccolato. Ha delle alte proprietà antiossidanti, protegge il cuore e contiene vitamine E, C, carotenoidi e antocianine grazie ai polifenoli. Il sapore amaro dei polifenoli ricchi è dovuto all'alto contenuto di cacao puro, quindi dovresti prestare attenzione all'etichetta e scegliere sempre quello fondente.

Il vantaggio continua: Il cioccolato è considerato un antidepressivo naturale grazie alla serotonina e alla teobromina, che aiutano a mantenere la concentrazione mentale e migliorano il tono dell'umore.

Sedano:

Il sedano ha molte proprietà benefiche, tra cui molte vitamine e, in particolare, molte foglie ricche di vitamina A. È anche composto per circa il 90% da acqua e svolge anche un'azione diuretica. L'apigenina e la luteolina sono i nutrienti attivatori del sedano. Quest'ultimo svolge una funzione antiossidante importante per il cervello. I semi di questa pianta possono anche essere utilizzati per fare infusione; produrrà una tisana che ha proprietà rilassanti e antistress, oltre an aiutare a migliorare la digestione.

Tra tutte le varietà di sedano disponibili in commercio, dovresti sempre scegliere quella verde perché contiene più componenti che supportano un'efficace azione della sirtuina.

Quando si tratta di peperoncino di qualità Bird's Eye:

Il peperoncino è stato usato in tutto il mondo per generazioni e fa parte della nostra alimentazione. Molti lo chiamano "la bacca della salute" per le sue numerose qualità.

Il peperoncino ha proprietà antitumorali, antibatteriche ed analgesiche, oltre an essere in grado di regolare la circolazione sanguigna e facilitare il processo digestivo. È ricco di vitamina C ed E se consumato fresco. Bird's Eye, anche noto come thailandese, è molto piccante e di colore rosso-verde. La miricetina e la luteolina, che aiutano ad attivare la sirtuina, sono abundanti in questo tipo di peperoncino. In particolare per coloro che non sono abituati al sapore piccante, consiglio di prestare attenzione e non esagerare con la quantità.

Cavolo:

Ogni varietà di questa verdura ha proprietà benefiche: Il cavolo è ricco di fibre, minerali e vitamine. Le sostanze che attivano la sirtuina sono la quercetina e il kaempferol.

Le fibre dei cavoli aiutano l'intestino e le loro proprietà antinfiammatorie e antiossidanti aiutano a combattere i radicali liberi. La pianta è completamente commestibile e ha anche proprietà antitumorali. È adatto a numerose preparazioni e succhi dietetici.

Il grano saraceno è:

Grazie alle sue proprietà nutrizionali, il grano saraceno è un alimento essenziale nella dieta. Contiene meno glutine e più proteine rispetto agli altri cereali, quindi è anche buono per le persone che soffrono di celiachia.

L'amido aiuta anche i diabetici perché la digestione è più lenta. Non solo contiene minerali e vitamine, ma anche fosforo. Il principio che attiva le sirtuine è noto come rutina.

Datteri Medjool: I datteri sono stati usati per molto tempo come antinfiammatori naturali e remineralizzanti perché contengono molti sali minerali e potassio. In confronto a quelli secchi, quelli naturali contengono più proprietà e circa la metà dello zucchero. L'acido gallico e l'acido caffeico attivano la sirtuina. Molte persone sono sorprese dal fatto che alimenti come i datteri possano essere inclusi nelle diete, ma non sanno che lo zucchero dei datteri contiene molti polifenoli che attivano la sirtuina.

Capperi:

I capperi contengono molti betacarotene e flavonoidi che hanno un'azione antiossidante sull'organismo. Questi flavonoidi includono quercetina, rutina e kaempferolo, che attivano anche le sirtuine.

La rutina è anche molto positiva per il cuore e per la regolazione del colesterolo nel sangue. Il kaempferolo ha proprietà antinfiammatorie e antitumorali. I capperi aiutano anche coloro che hanno iperglicemia o diabete perché abbassano i loro livelli di zuccheri nel sangue.

Molte persone credono che i capperi siano frutti, ma sono fiori. Crescono in luoghi aridi e sassosi in tutto il mediterraneo. Inoltre, non contengono molte calorie: 100 grammi contengono solo 25 calorie.

Caffè:

La quantità di sostanze benefiche nel caffè, che è ricco, varia in base alla tipologia utilizzata. Il caffè ha molte proprietà, tra cui stimolare il sistema nervoso e contenere composti fenolici che agiscono come antiossidanti.

Il caffè non dovrebbe essere consumato da coloro che soffrono di gastrite e ulcera perché i suoi componenti possono peggiorare le loro condizioni.

Inoltre, la caffeina svolge un ruolo importante come termogenica, aumentando il dispendio calorico. Il caffè è una delle bevande più consumate al mondo, anche se le diverse culture lo consumano in modi diversi. Se bevuto con moderazione, il caffè non è dannoso. È ovvio che l'esagerazione può causare molte controindicazioni. L'acido clorogenico e l'acido caffeico attivano la sirtuina.

Inoltre, le sue caratteristiche hanno un impatto significativo su molti organi, come il fegato, il cuore e il cervello, poiché un consumo alimentare equilibrato previene molte malattie neurodegenerative e alcuni tumori.

Olio d'oliva:

L'olio extra vergine di oliva ha un gusto e un profumo intensi che variano a seconda della qualità scelta; può essere utilizzato come condimento sia a freddo che in cottura.

Questo tipo di olio ha effetti benefici su tutto il corpo, rendendolo un vero toccasana per la salute: Con i suoi acidi grassi monoinsaturi, aiuta a ridurre i picchi di glicemia dopo i pasti, è un alleato per chi soffre di diabete ed è buono per lo stomaco e l'intestino. Inoltre, grazie alle sue proprietà, può essere utilizzato all'esterno del nostro corpo per migliorare la pelle e i capelli.

L'oleuropeina e l'idrossitirosolo sono gli attivatori della sirtuina dell'olio extra vergine di oliva.

Anche se c'è un'ampia varietà di olio, il mio consiglio è sempre quello extra vergine, poiché è ottenuto dalla prima spremitura ed è ricco di tutti i suoi componenti utili.

Tè verde a base di matcha:

Molte culture e tradizioni hanno radici nel tè. Anche il modo in cui viene preparato questo tipo di Matcha lo distingue dagli altri: Rispetto alle altre piante di tè verde, questa cresce all'ombra e contiene più principi, quindi viene venduta in polvere che si scioglie direttamente nell'acqua piuttosto che in bustine. Il gallato di epigallocatechina è il principio attivatore della sirtuina.

Iniziamo a scoprire tutti i suoi vantaggi:
In primo luogo, grazie alle sostanze antiossidanti che contiene, disintossica l'organismo grazie all'azione drenante e aiuta il metabolismo a bruciare i grassi, stimola i processi che sono responsabili della memoria rendendoci più concentrati e attivi, riduce il rischio di malattie cardiache grazie all'incremento del colesterolo buono che protegge anche il cuore.

Il sedano a monte:
Il sedano di monte, anche noto come levistico, ha un forte profumo e un sapore che ricorda il prezzemolo e il sedano. La quercitina è l'attivatore della sirtuina. Il sedano di monte, una verdura dalle mille proprietà antireumatiche, diuretiche e digestive, è un ottimo alimento per la salute intestinale. L'olio essenziale che si ricava da esso viene anche utilizzato per trattamenti di bellezza.

Una piccola scoperta storica: Ai tempi dell'antica Roma, si pensava che fosse una pianta afrodisiaca, quindi la coltivavano nei giardini.

Prezzemolo:

Il prezzemolo è uno degli ingredienti più utilizzati in cucina e probabilmente non ci siamo mai chiesti quali siano le sue proprietà. Come vedremo, le sue proprietà sono molto interessanti. I nutrienti attivatori che stimolano le sirtuine sono l'apigenina e la miricetina.

Oltre ai vantaggi per il nostro metabolismo, rinforza il nostro sistema immunitario, contiene molte vitamine utili al sistema scheletrico, aiuta a diuretare, aiuta a rimuovere le tossine dal corpo e è ricco di antiossidanti che agiscono come antiinfiammatori e antitumorali. Si può consumare sia crudo che cotto, ma la maggior parte dei suoi vantaggi si trovano quando è crudo; ottimo per centrifugati per un gusto e un sapore piacevole. Il prezzemolo ha la stessa quantità di vitamina C di un'arancia intera, quindi è una verdura molto utile da aggiungere an ogni piatto.

Radicchio di colore rosso:

Il radicchio rosso è una verdura molto utile, il cui aspetto e sapore cambiano in base alla varietà; ne esistono molte!

Contiene molti minerali, tra cui vitamine e potassio. Grazie all'acqua che contiene, il radicchio ha proprietà depurative, il che lo rende un ottimo alleato per le persone che hanno problemi con la digestione. Con le sue fibre, trattiene gli zuccheri nel sangue e combatte il diabete, è ricco di antiossidanti che combattono l'invecchiamento e è un amico del cuore. Aiuta anche le persone che soffrono di insonnia. Infine, ha anche la luteolina, che è l'attivatore principale delle sirtuine.

Cipolla nera:

Considerando che è stata coltivata anche dagli egizi, sia cruda che cotta è davvero benefica per la nostra salute. Grazie al suo sapore dolce, la cipolla rossa aiuta a combattere il colesterolo ed è anche diuretica e depurativa.

Le antocianine, antiossidanti, danno alla cipolla il suo colore quando viene consumata cruda. Per farne il massimo uso, la possiamo tagliare sottile e metterla nelle insalate. Il principio attivatore delle sirtuine è la quercitina, e la cipolla rossa ne contiene di più.

Rucola:
I romani la usavano anche per le sue proprietà diuretiche e afrodisiache della rucola, una verdura molto profumata e saporita.
L'ossido nitrico migliora i processi digestivi e depurativi dell'organismo, poiché è ricca di polifenoli, svolge un'azione antiossidante che ci protegge dal passare del tempo. La quercitina e il kaempferol attivano le sirtuine.
La rucola insalata e la rucola selvatica sono le due varietà più comuni. È un ortaggio che ha molte proprietà benefiche, quindi puoi mangiarlo quanto vuoi.

Soia:
La soia, un alimento ricco di vitamine, proteine e grassi polinsaturi, facilita il transito intestinale ed è un ottimo alleato per combattere la pressione sanguigna e il colesterolo. Oltre alle altre

sostanze, la formononetina e la daidzeina sono i nutrienti attivatori delle sirtuine.

La soia fa parte della famiglia dei fagioli ed è una fonte ricca di proteine vegetali, ma non tutti sanno che dona un gusto speciale ai piatti. È riconosciuto come un valido trattamento per la menopausa e i disturbi premestruali.

Fragole:
La famiglia delle rosacee include circa 12 varietà di fragole gustose in Italia. È un frutto ricco di vitamina C e vitamina K, che sono entrambe utili per mantenere le ossa in buona salute.

Non è tutto: le fragole contengono anche proteine, magnesio e calcio.

Inoltre, contengono xilitolo, che impedisce l'alito cattivo e la formazione di placca. La fisetina, l'attivatore della sirtuina, è uno dei polifenoli che non solo ci forniscono un'azione antiossidante, ma aiutano anche il nostro metabolismo a bruciare i grassi.

Contieneno molte fibre, quindi ci danno un senso di sazietà che ci aiuta a resistere alla fame. L'acido folico fornisce nutrimento al cervello, in particolare per le funzioni mnemoniche.

Curcuma:

La curcuma ha molti vantaggi, come la sua capacità di alleviare i dolori articolari e le sue proprietà antinfiammatorie, che la rendono un potente antidolorifico naturale.

È utile per facilitare i processi digestivi e è un ottimo aiuto per fermare l'azione dei radicali liberi. Poiché la curcuma contiene un enzima che impedisce lo sviluppo delle cellule cancerogene, ha anche proprietà disintossicanti e antitumorali. È un vero toccasana con molteplici usi; può essere aggiunto a molte ricette e anche ai centrifugati grazie al suo sapore intenso e distintivo.

Noci:

Le noci sono un alimento ipocalorico che fa parte della dieta sirt perché sono piene di vitamine e sali minerali. Il nome dell'attivatore delle sirtuine in questo caso è acido gallico.

Normalizzando i livelli di insulina nel sangue, le noci aiutano i processi metabolici e possono essere aggiunte a molte preparazioni o semplicemente consumate in piccole quantità come spuntino. Inoltre, poiché contengono melatonina, aiutano a dormire meglio.

*** Abbiamo osservato un elenco di alimenti sirt che inducono l'attivazione delle sirtuine; Questi alimenti, noti anche come "super food", includono altri che hanno la capacità di attivare le sirtuine grazie alle loro caratteristiche. Questo consente anche di avere una maggiore varietà di alimenti da includere nella propria dieta.

Verdura e frutta: broccoli, asparagi, fagiolini, insalata, bacche di goji, mele, uva nera, ribes nero, pere, frutta secca e cereali, semi di chia, farina integrale, quinoa, fagioli, erbe aromatiche, erba cipollina, menta, origano e salvia. Alcuni cibi calorici, come il cioccolato e le noci, non devono essere esclusi dalla dieta perché hanno più benefici. Il cioccolato in sé non fa male, ma è la quantità che può causare problemi, quindi anche se è un alimento calorico, non deve essere demonizzato. Basta avere un equilibrio. Sforzati troppo!

Alimenti Sirt

Come inizio, fa un buon lavoro, vero? È necessario che la barretta di cioccolato croccante sia fondente e contenga almeno l'85% di cacao solido per essere inclusa nella dieta Sirt.
Se sei un amante del cioccolato al latte, sarai sicuramente deluso da questa notizia. Tuttavia, c'è ancora tempo per cambiare le tue preferenze e goderti un bel pezzo di cioccolato a fine giornata.
Inoltre, se sei curioso di sapere perché la percentuale di cacao solido che ti ho mostrato è importante, ecco una spiegazione: Per contrastare l'acidità naturale del cioccolato e rendere il cioccolato più scuro e appetibile, spesso vengono utilizzati agenti alcalinizzanti. Sebbene venga applicato quotidianamente, questo trattamento chimico è noto come

"metodo olandese" e ha un effetto significativo sui livelli di flavonoidi attivatori della sirtuina. Pertanto, comprenderai quanto sia dannoso per il prodotto se la percentuale di cacao è inferiore alla quantità indicata.
Prima di acquistare qualsiasi alimento, controlla sempre i suoi valori nutrizionali!

Vino bianco

Piceatannolo e resveratrolo sono gli alimenti che attivano la sirtuina.

Non c'è alimento Sirt più innovativo e rispettoso della dieta come questo! In quali quantità stanno godendo?
Come avete già letto nei capitoli precedenti, la ricerca scientifica che ha portato alla creazione di questa dieta è iniziata proprio dall'uva. La curiosità per questi

cibi Sirt è stata in parte alimentata dal vino.

Il vino è un ottimo attivatore di sirtuina grazie alla sua elevata quantità di resveratrolo e piceatannolo. Per questo motivo, è considerato l'alimento principale responsabile della lunghezza della vita e della siluhetta filiforme.

Il Pinot nero è attualmente il vino disponibile con il maggior contenuto di resveratrolo.

Saluti e saluti!

Peperoncino

Miricetina e luteolina sono gli alimenti che attivano la sirtuina.

Amanti dei gusti forti e sfrenati, divertitevi! Oltre alle numerose proprietà benefiche che lo rendono appetibile, il peperoncino è anche un buon alleato della sirtuina e un attivatore del metabolismo naturale.

È possibile mangiare Messicano stasera?

Sedano

Apigenina e luteolina sono gli alimenti che attivano la sirtuina.

Sapete che esistono due tipi di sedano che possono essere coltivati in natura? Uno è bianco e l'altro è verde. Tuttavia, il verde è sottoposto a sofisticati processi di sbiancamento; una strategia ideale per ridurre il sapore forte di questa verdure, ma ne priva la capacità di inibire la produzione di sirtuina. Pertanto, se puoi, compra il sedano bianco.

Grano saraceno (grano)

Gli alimenti che attivano la sirtuina sono la rutina.

Le origini del grano saraceno si trovano in luoghi lontani, in particolare in Giappone. Pensate che la tradizione dice che i monaci buddhisti facevano lunghi viaggi sulle montagne per meditare e lasciavano tutto alle spalle, a parte una pentola da cucina e una sacca di grano saraceno. Il loro cibo era sufficiente per settimane intere.

Cavolo

Kaempferol e quercetina sono gli alimenti che attivano la sirtuina.

Non a caso, il cavolo è un ingrediente essenziale in qualsiasi regime alimentare. Il suo contenuto nutrizionale lo rende un ortaggio completo e utile per l'organismo.

Animali Medjool

Acido gallico e acido caffeico sono i nutrienti che attivano la sirtuina.

In caso contrario, sei un lettore attento! Credo che stai pensando: "Se prima mi dicono di evitare gli zuccheri, come possono i datteri apparire sulla lista dei cibi Sirt?"

In effetti, questo tipo di datteri contiene il 66% di zuccheri.

Inizio dicendo che questo cibo dovrebbe essere consumato in quantità limitate. Tuttavia, i polifenoli, che contribuiscono all'attivazione della sirtuina, bilanciano l'alto contenuto di zucchero di questo cibo Sirt, rendendolo diverso dallo zucchero raffinato e da tutte le sue controindicazioni.

Inoltre, riducono la probabilità di sviluppare diabete e altri problemi cardiaci.

Capperi

Keampferol e quercetina sono nutrienti che attivano la sirtuina.

Sebbene i capperi siano visti come frutti, in realtà sono boccioli di fiori. La pianta del cappero è ricca di nutrienti che favoriscono la produzione di sirtuina e si trova in tuta l'area del Mediterraneo.

Caffè

Acido clorogenico e acido caffeico sono gli agenti nutrizionali che attivano la sirtuina.

Ci sarà un motivo per cui gli amanti del caffè hanno un rischio significativamente inferiore di diabete, cancro e malattie neurodegenerative! È anche un alleato del fegato, che lo mantiene sano.

La sua ricchezza di composti vegetali, che offrono benefici

incredibili per la salute, è la fonte della risposta.

Tè Verde A Base Di Matcha

Sai cosa distingue il tè verde tradizionale dal tè matcha? Il primo preferisce il sole diretto, mentre il secondo può crescere solo in aree con un 90% di ombra.

Tuttavia, c'è un'altra grande differenza tra i due tipi di tè. Ovvero, il tè verde viene solitamente infuso con acqua calda e bevuto. Con l'ausilio di una pietra, le foglie di matcha vengono raccolte intere e sminuzzate in una polvere molto fine, nonostante le proprietà già così benefiche per il nostro organismo. Di conseguenza, la polvere si dissolve nell'acqua allo stesso modo in cui un farmaco idrosolubile viene ingerita. Perché l'organismo beneficia di questo metodo di somministrazione?

Cicore rosse

La luteolina è il nutrimento che attiva la sirtuina.

Poiché la cicoria rossa, nota anche come "radicchio", è difficile da trovare, la cicoria gialla è spesso preferita.

Ci si può nutrire con un ottimo emolliente per l'organismo quando viene combinato con un condimento leggero a base di olio extravergine d'oliva, che ne smorza il sapore aspro naturale.

Olio d'oliva

Oleuropeina e idrossitirosolo sono gli alimenti che attivano la sirtuina.

Oltre duemila anni prima che la scienza contemporanea rivelasse i suoi vantaggi, Ippocrate ne parlava come "la cura di tutti i mali".

Sappiamo che ci sono oli diversi. Inoltre, dovremmo evitare di spendere troppo per ottenere vantaggi dall'alimento in questione: È imperativo acquistare quello extravergine.

Quali sono i concetti di "vergine" e "extravergine"?

La differenza significativa, come spesso accade, sta nel modo in cui la materia prima viene lavorata. Dai sempre la precedenza all'extravergine (che si riferisce alla spremitura a mano piuttosto che alla spremitura meccanica) se vuoi garantire la qualità del prodotto, un gusto più raffinato e un basso contenuto di polifenoli.

Levistico o sedano montano

La quercitina è uno degli alimenti che attivano la sirtuina.

La pianta levistico ha un sapore che ricorda il prezzemolo e il sedano.

Dato che era noto per le sue proprietà afrodisiache, Carlo Magno ordinò che venisse piantato nel suo giardino. Era noto anche come "prezzemolo dell'amore".

La cultura culinaria che lo accompagnava nelle ricette si è persa oggigiorno, quindi non siamo più abituati a mangiarlo né a riconoscerne il sapore. Ma possiamo risolvere il problema e trarne tutti i vantaggi.

Fragole

La fisetina è il nutrimento che attiva la sirtuina.

Sappiate che le fragole contengono 1 cucchiaino di zucchero per 100 grammi, quindi dovresti evitare lo zucchero. Inoltre, mangiare alimenti che contengono carboidrati aiuta il nostro corpo a produrre meno insulina, convertendo il cibo in una fonte di energia a lento rilascio.

Il consumo regolare di fragole è benefico sia per la dieta che per la salute.

Cipolla nera

La quercitina è uno degli alimenti che attivano la sirtuina.

Mentre la quercitina è alta nelle cipolle rosse, anche nelle cipolle gialle.

La mia unica osservazione è che dovresti mangiarle crude. È l'unico modo per mantenere inalterati i nutrienti. È importante considerare che quando sono cotte, perdono circa il 20% di quercitina. Se sono cotte a microonde, questo aumenta fino al 65% e se sono bollite fino al 75%.

Cosa sono le Zone Blu? Dopo aver parlato di alimenti specifici, per approfondire l'argomento relativo al regime alimentare Sirt e, soprattutto, per portare prove tangibili correlate a sostegno dei benefici della dieta legata alle sirtuine, uno dei tasselli fondamentali ed imprescindibili è entrare nel mondo delle Zone Blu.

Intanto:

Cosa si intende per "zone blu"?

Perché si dice "zone blu"?

Quali aree sono indicate come zone blu?

Per quale motivo costituiscono una rappresentazione schematica dell'efficacia della dieta Sirt?

Scopriamolo in ordine.

Quali sono le aree blu?

Per "zone blu" intendiamo tutti quei luoghi in tutto il mondo dove le persone vivono molto più a lungo della media. Anche se non lo hai voluto, probabilmente hai visto programmi di viaggio, telegiornali o approfondimenti di magazine cartacei che mostrano come alcune popolazioni hanno una vita media per abitante di quasi cento anni.

Nel corso degli anni, queste aree sono diventate oggetto di studio. L'obiettivo era scoprire il segreto per una longevità superiore alla media.

Inizialmente sono stati studiati da due ricercatori, Gianni Pes e Michael Poulain. Per prima cosa, hanno cercato quali fossero questi luoghi dell'eterna giovinezza su tutto il pianeta. A loro, più di chiunque altro, si deve l'intuizione della ricerca scientifica che ha scoperto qualcosa di comune in questi luoghi. Qualcosa che, dopo averli trovati, ha cercato la costante che potrebbe spiegare questo fenomeno insolito.

Perché le zone blu sono chiamate così?

I luoghi e il nome non sono così misteriosi. Di fatto, la scrittura cromatica non ha nulla a che fare con idee biochimiche o proiezioni satellitari, come qualcuno potrebbe leggere a volte.

Il colore blu era solo quello con cui Pes e Poulain cerchiavano su una mappa topografica i territori scoperti. Il colore reale di un pennarello

Nonostante ciò, la conoscenza di Dan Buettner, autore ed educatore, è importante.

È stato lui a raccogliere gli studi di Pes e Poulain, ad analizzarli e ad approfondire le loro intuizioni, arricchendole con ulteriori studi ed analisi. Alla fine, è riuscito a determinare quale fosse quel misterioso minimo comune denominatore, che è stato identificato in due componenti fondamentali che oggi definiremmo il segreto di pulcinella:

stile di vita.

Abitudini dietetiche.

Quali sono le aree blu identificate?

Sono state identificate cinque aree blu.

Le elencheremo di seguito utilizzando gli studi di Pes e Poulain, e associeremo alcune caratteristiche trovate ad ogni zona utilizzando l'analisi di Buettner. In seguito arriveremo a conclusioni molto intriganti.

In Ogliastra, in Sardegna:

Si tratta, senza dubbio, di un'isola famosa nel mediterraneo. La popolazione in questione, che vive tra i monti, ha una longevità eccezionale. Per via della purezza dell'aria del territorio circostante, la geolocalizzazione montana favorisce la popolazione già insediata in una regione con un basso tasso industriale. Annotazioni relative all'alimentazione: La popolazione mangia principalmente ortaggi e spesso beve vino rosso.

Icaria, situata in Grecia:

Anche nota come Nicaria, l'isola greca Ικαρία, Ikarìa, si trova nell'Egeo centro-orientale. Dal punto di vista amministrativo, il comune ha una popolazione di 8.410 persone secondo il censimento del 2001. La piccola isola di Lampante ha una superficie di 254,4 km2. Annotazioni relative all'alimentazione: dieta ricca di vino rosso, molti ortaggi e olio di oliva.

La penisola di Nicoya, situata in Costa Rica:

È una penisola sulla costa del Pacifico. È costituito da due province: Guanacaste e Puntarenas. La costa di terra è lunga 121 km e larga fino a 60 km. di gran lunga la penisola più grande del paese. La regione vive principalmente del turismo. Annotazioni relative all'alimentazione: Gli abitanti consumano principalmente i cibi forniti dal loro territorio, come fagioli e mais, e non coltivano cose fuori fascia climatica.

Indirizzo: Okinawa, Giappone:

Il gruppo principale dell'arcipelago giapponese delle Ryūkyū, che include anche l'omonima e altre isole minori, comprende le isole Okinawa, nonostante i cenni storici bellici ben noti a tutti. Naha è il capoluogo. Le donne sono le protagoniste di questo spazio blu. Annotazioni relative all'alimentazione: Anche in questo caso, gli alimenti principali sono ortaggi e pietanze a base di soia appartenenti alla medesima fascia climatica. Le donne del luogo sono dedite alla meditazione, anche se questo non è un problema di nutrizione.

La città di Loma Linda, in California:

È una città nella contea di San Bernardino, in California, negli Stati Uniti d'America. La sua popolazione era di 23.261 persone. Per quanto riguarda questo studio in particolare, il soggetto dello studio è una comunità religiosa di membri degli avventisti del settimo giorno, un movimento religioso di origine cristiana che sicuramente deve avere un impatto. Annotazioni relative all'alimentazione: Anche in questo caso, gli alimenti principali sono di tipo totalmente vegetale e appartenenti alla medesima fascia climatica.

Per quale motivo rappresentano una rappresentazione simile dell'effettiva efficacia della dieta SIRT?

Quindi, cosa unisce queste zone blu così apparentemente diverse tra loro in termini di fascia climatica e posizione?

Questi sono alcuni punti di riferimento:

Il tipo di cibo: Il regime alimentare di queste popolazioni è principalmente composto da alimenti vegetali. Il consumo di carne e pesce è molto limitato, ma si beve buon vino, principalmente rosso. Di seguito sono riportati gli elementi più frequentemente utilizzati per tipologia.

Legumi: Già abbiamo visto che questi tipi di alimenti sono molto compatibili con la dieta Sirt. Alcuni di questi hanno addirittura la capacità di attivare il gene magro. La mortalità può essere ridotta consumandoli regolarmente invece di carne o altri alimenti simili. Nelle zone blu, le persone consumano principalmente piselli, ceci, lenticchie e soia.

Verdure hanno una grande quantità di fibre, sali minerali e vitamine. La presenza di questi tre micronutrienti a così ampio spettro mostra quanto sia vantaggioso un consumo massiccio e regolare. La depurazione, l'integrazione di componenti essenziali (consultare il bonus nutrizionale a fine libro) e l'aggiunta di sostanze fondamentali al corpo

Frutta contiene vitamine, fibre e zuccheri sani. Come sopra. È spontanea in ogni luogo del nostro pianeta e è in grado di fornire le sostanze appropriate per ogni zona, differenziandosi a seconda della fascia climatica.

Cereali: i cereali integrali, come orzo, farro e grano saraceno, sono utili per il cuore perché sono pieni di fibre. Insieme ai legumi, sono inoltre in grado di fornire al nostro corpo tutte le proteine che ha bisogno per soddisfare le esigenze del nostro organismo.

Pesce: Inutile dire che l'omega 3 è presente in alcuni pesci, ma non in tutti. Sono essenziali per combattere i radicali liberi. Non c'è dubbio che le zone blu si trovano tutte vicino al mare, il che le rende ricche di pesce.

Noci: Anche questo sembra essere un elemento comune nelle zone blu. grassi, fibre e proteine. Sono fondamentali per seguire una dieta appropriata se assunti nella giusta quantità.

Alimentazione: A noi occidentali è difficile capire questo concetto perché la nostra cultura si concentra sul consumo di cibo, non solo per motivi di salute. Il nostro consumo tende spesso a concentrarsi sulla condivisione e sull'intrattenimento.

Invece, quando si studiano le zone blu, emergono chiaramente alcune differenze.

Prima di tutto, gli abitanti di queste aree non mangiano mai fino a sentirsi pieni, fermandosi prima di finire di mangiare.

In secondo luogo, sembra che molte persone includano un giorno di digiuno depurativo ogni settimana. Il digiuno controllato ha lo scopo, talvolta inconsapevolmente, di attivare il gene magro, riportando l'organismo in equilibrio riducendo il colesterolo e la pressione sanguigna.

Mangiano con cautela. Utilizzare il cibo per il proprio benessere e non solo per nutrirsi. Ecco un'ulteriore lezione impartita da queste aree e persone. Per questo motivo, il pasto viene consumato con estrema lentezza per garantire una corretta digestione e un'assunzione adeguata degli alimenti.

Quali informazioni possiamo trarre da questo?

In caso di dubbi, la relazione tra cibo e salute è indissolubile.

In secondo luogo, gli alimenti comunemente consumati da queste popolazioni sono i medesimi, che sono sostenuti dal regime alimentare sirt.

In terzo luogo, poiché questo tipo di alimentazione è progettato per stimolare le sirtuiene, quel gene magro potrebbe causare una perdita di peso e, soprattutto, salvaguardare la salute di chi lo consuma.

In quarto luogo, questi dati mostrano che la carne, anche se molto amata e ricca di proteine, non è necessaria per mantenere una buona salute. Questi dati indicano che è addirittura dannoso.

Ultimo ma non meno importante, mostrano un esempio di come la Dieta Sirt viene applicata in modo indiretto, invece di perseguire un controllo totale. Dal perdere peso al raggiungere una salute migliorata e duratura. Sono casi studio aggiuntivi a quelli della KX e si svolgono in condizioni più comuni.

Attenzione. Non suggeriamo di seguire una dieta vegetariana o priva di carne. In questo momento ci limitiamo a presentare dati e considerazioni ottenuti da campioni di popolazione con caratteristiche di longevità eccezionali.

Il Bilancio Delle Risorse Energetiche

A questo punto, facciamo un breve ripasso sul bilancio energetico.

Finora abbiamo acquisito alcune informazioni piuttosto significative.

Prima di tutto, abbiamo esaminato i principali metodi per il digiuno intermittente. Quanti e quali sono, maggiori sono le divisioni cibo-digiuno. Abbiamo imparato i principi che influenzano il suo successo quando si tratta di perdita di peso, salute e mantenimento della massa muscolare.

In secondo luogo, abbiamo acquisito familiarità con i macronutrienti che compongono la nostra alimentazione e abbiamo imparato come distribuirli nella nostra vita quotidiana. Ricordate la distribuzione dei grassi, dei carboidrati e delle proteine?

Inoltre, abbiamo scoperto quali micronutrienti compongono i macronutrienti e perché le vitamine e i sali minerali sono essenziali per il nostro organismo. Abbiamo scoperto che sono presenti in quasi tutti gli alimenti in quantità diverse, dimostrando di quanto sia importante un'alimentazione sana e completa per fornire al nostro corpo tutte le sostanze delle quali ha bisogno.

Abbiamo visto che abbinare sport al digiuno è non solo fattibile, ma anche auspicabile.

È stato dimostrato che il digiuno intermittente non si basa su restrizioni alimentari; invece, aiuta a dimagrire sfruttando i corpi chetonici.

Tuttavia, sorgono alcune domande a questo punto.

Posso mangiare tutto ciò che voglio senza essere punito?

Qual è la quantità di calorie necessaria dal mio organismo?

Come posso migliorare i suoi risultati?

Ci comportiamo in modo ordinato.

Posso mangiare tutto ciò che voglio senza essere punito?

Il segreto della pulcinella è nascosto da questa domanda. È importante sottolineare che abbiamo già fornito una risposta in parte. Il digiuno è uno dei molti modi per depurare. Come già affermato in precedenza, consumare qualsiasi tipo di cibo non è di certo un'opzione ragionevole. Il modo migliore per perdere peso e mantenere una buona salute è evitare alimenti ricchi di grassi. Il nostro corpo richiede una certa quantità di calorie ogni giorno. Se le consumiamo come cibo malsano, non saremo in grado di svolgere tutte le attività quotidiane in modo sereno, oltre a risentirne fisicamente. Quindi?

Non siamo in grado di consumare tutto ciò che desideriamo con la convinzione che non ci saranno conseguenze.

per un altro motivo. Abbiamo già affermato che con la dieta Sirt non c'è modo di avere fame. Vi garantiamo che avrete l'impressione di dover mangiare troppo se copriamo il nostro fabbisogno energetico giornaliero con alimenti sani.

molto oltre quello che desideri e che ti costringerebbe a morire.

Quindi, a questo punto, è fondamentale capire il fabbisogno energetico del nostro organismo e iniziare da lì. Vediamolo. Quante calorie è necessario per il mio organismo?

Per capirlo, esiste un calcolo che puoi fare direttamente con il tuo smartphone.

In effetti, il vostro corpo richiede una certa quantità di energia solo per funzionare regolarmente durante la giornata, indipendentemente da quale sia il vostro lavoro o la quantità di attività fisica che svolgiate.

Come si calcola?

Gli uomini hanno una misura di 66,5 più (13,7 x peso in kg) più (5 x altezza in cm) più (6,8 x età).

donna: 66,5 più (9,6 x peso in kg) più (1,8 x altezza in cm) più (4,7 x età).

Prendiamo un esempio. Uomo di 40 anni, peso 76 kg e altezza 180 cm.

Il risultato del calcolo sarà il seguente:

Passaggio 2: 66,5 + (13,7 x 76) + (5 x 180) − (6,8 x 40)

66,5 più 1041,2 più 900 meno 272 = 1735,7 kcal

Per un individuo campione che vive una vita sedentaria e non fa sforzi fisici, abbiamo calcolato un consumo giornaliero stimato di calorie base di 1735,7.

Cosa succede se la persona pratica anche attività fisica? In questo caso, un coefficiente noto come valore PAL entra in gioco, che varia a seconda di quanto siano svolte le attività fisiche. Il punteggio è di 1,2 per coloro che fanno attività fisiche di basso impatto e di 2 per coloro che fanno molto lavoro o sono atleti.

Pertanto, se l'individuo campione è un atleta e il suo valore pal è 2, il suo fabbisogno giornaliero di energia sarà 1735,7 x 2 = 3471,4 Kcal.

In questo modo possiamo trovare l'energia necessaria per la nostra vita quotidiana.

Come posso migliorare i suoi risultati?

Abbiamo discusso il fabbisogno calorico e come questo valore indica quanto dobbiamo mangiare per mantenere il nostro peso corporeo. Tale valore varia in base al tipo di attività che facciamo.

Come possiamo utilizzare questo valore per massimizzare il nostro risultato di digiuno?

Innanzitutto, prendiamo atto del fatto che aiutiamo a dimagrire inducendo un deficit calorico. Pertanto, se abbiamo bisogno di immagazzinare 1500 kcal al giorno piuttosto che immagazzinare 1735,7 kcal al giorno, probabilmente perderemo peso.

Consigliamo anche di mangiare determinati tipi di alimenti in particolari momenti della giornata. Sappiamo, ad esempio, che l'esercizio brucia il glicogeno, o zucchero, che si trova nei muscoli. Al termine dell'esercizio fisico, il nostro corpo cerca altro glicogeno per rigenerare le riserve, evitando così la trasformazione in grassi. Ciò suggerisce che prendere carboidrati prima o subito dopo l'attività fisica potrebbe essere un ottimo momento. Ovviamente carboidrati nutritivi. (Consulta il capitolo relativo.)

Questa è un'ulteriore considerazione che potremmo fare che unisce le due precedenti: Inserire attività come questa nella vostra vita vi consentirà di aumentare il vostro fabbisogno calorico se siete a corto di sport da tempo. Cosa intendi con questo? Significa che potrete continuare a mangiare quello che state mangiando, ottenendo nella stessa misura l'effetto desiderato, senza dover cambiare la quantità di cibo che consumate per ottenere un deficit calorico. Ovviamente a causa di un aumento del consumo di energia.

Se siete a corto di sport e volete iniziare a fare sport di più, rileggetevi i consigli del capitolo relativo e pensate a farvi seguire da un istruttore esperto piuttosto che partire da soli. Almeno se scegli di fare una lunga camminata (che è ottima) o una bella nuotata (che è altrettanto ottima).

www.ingramcontent.com/pod-product-compliance
Lightning Source LLC
Chambersburg PA
CBHW070030040426
42333CB00040B/1416